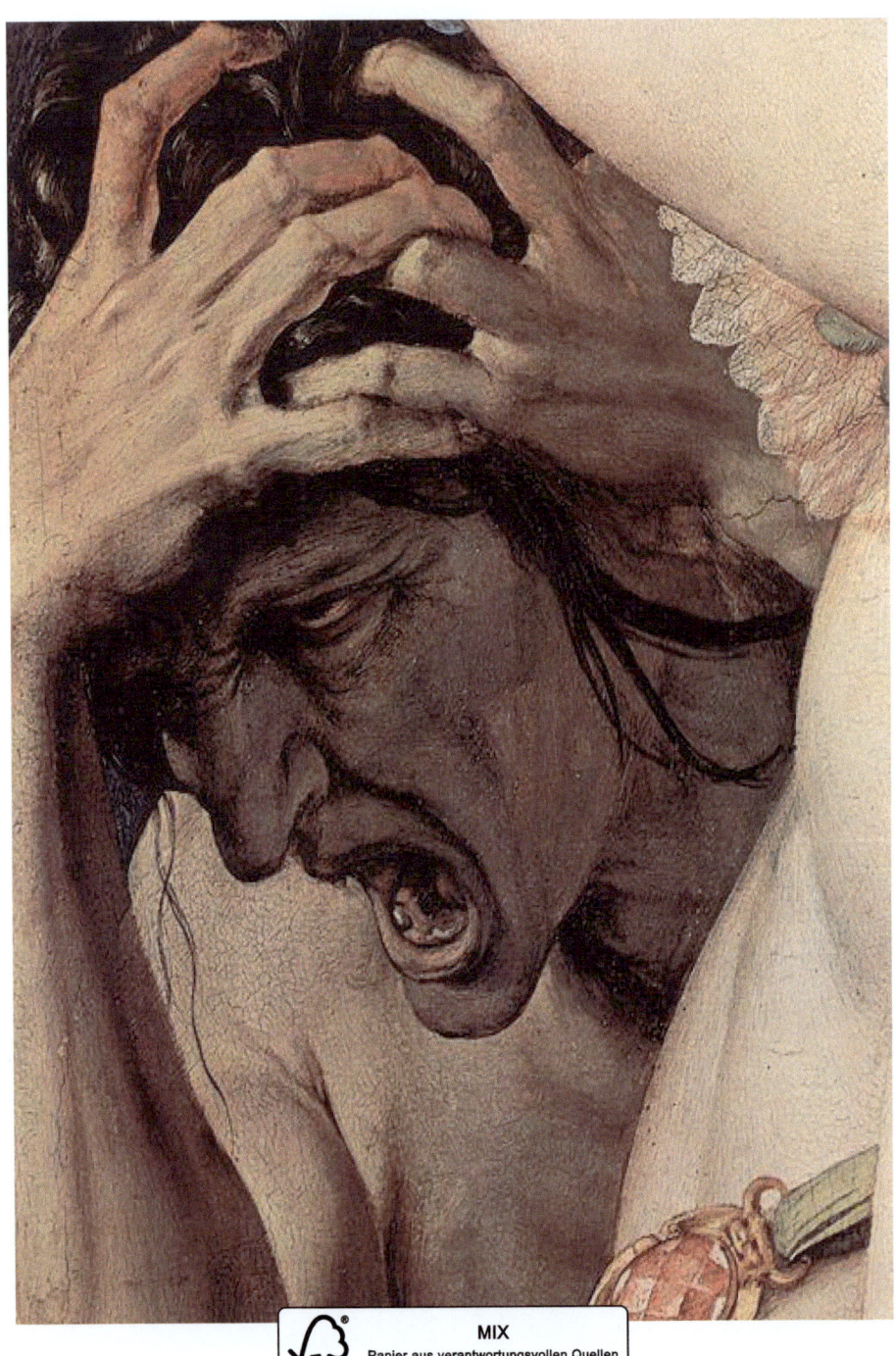

Jakob Landolt

Die Verrückten

Irrsinn in der Geschichte

Neolithikum und Antike

Band 1

Autor:	© 2021 Jakob Landolt
Einband:	Jakob Landolt
Foto:	Ausschnitt aus Agnolo Bronzino (1503 – 1572) Allegory with Venus and Cupid, Study of Jealousy (1545)
Herstellung und Verlag:	BoD – Books on Demand, Norderstedt
	www.bod.ch
Printed:	Germany

Bibliografische Information der Deutschen Nationalbibliothek
Die Deutsche Nationalbibliothek verzeichnet diese Publikation in der Deutschen Nationalbibliografie; detaillierte bibliografische Daten sind im Internet über http://dnb.d-nb.de abrufbar.

ISBN	978-3-7543-3027-2

Dieses Buch erscheint auch als E-Book

Inhaltsübersicht:

Band 1: Irrsinn in der Geschichte

Von wem oder von was ist in dieser Buchreihe die Rede?

Von den **Sonderlingen**?
Und den aus der Gesellschaft Vertriebenen!

Von den **Halluzinierenden**?
Von den durch ihre eigenen Sinnen Getäuschten!

Von den **Wahnsinnigen**?
Von dem am Geist, an der Psyche und an der Seele Erkrankten!

Von den **Süchtigen**?
Von den Drogen-, und Alkohol-, Spiel, und Sex-Abhängigen!

Von den **Gottesvergifteten**?
Von den vom eigenen Glauben oder von der Esoterik verblendeten!

Von den **Anfallssüchtigen**?
Von den Erkrankten an Hirn und Nerven!

Von den **Ärzten, Juristen, Politikern, Heilern** und **Schamanen**?
Von denen, die behaupten, Verrückte verstehen und behandeln und heilen zu können!

Von den **Politsystemen**, die **Staatsgesetzen**?
Von denen, die Deutungsmacht haben und Menschen für internierungs-, isolations-, sterilisations-, und euthanasiebedürftig erklären!

Wir gehen Fragen nach:
Wer oder was galt in der Geschichte als verrückt? Wie gingen wir früher mit unseren Wahnsinnigen um? Welche Verbrechen beging die Menschheit an seelisch kranken Menschen?

Was bewirken die skurrilen und brutalen Bemühungen um Heilung? Wie hatte Heilung zu sein? Wie hatte Verwahrung zu sein: in die Gesellschaft inkludierend oder exkludierend? Dienten abgelegene und isolierte Verwahranstalten dem Heilungserfolg? Oder waren sie allesamt Orte der Abschottung und Ausgrenzung?

Vorbemerkungen

Von der grauen Urzeit über die Antike, vom Mittelalter bis in die heutige Gegenwart wird in dieser Buchreihe der Geschichte der Verrückten und des Irrsinns nachgegangen. Wahnsinn und Irrsinn stellte sich dabei als ein komplexes Thema heraus. Eine Einengung auf die Sichtweise des rein Psychiatrischen und Geistig-Seelischen ist schwierig, jedoch war es ein Versuch wert.

Psychiatrie ist ein Teilgebiet der Medizin. In bestimmten Zeiten war dem nicht so. Die Psychiatrie ging teils völlig eigene (Irr-)Wege. Jede Psychiatrie, die nicht den Weg der Medizin geht, ist eine unkluge Wissenschaft. Immerhin lässt sich versuchen, die Psychiatriegeschichte aus der allgemeinen Medizingeschichte zu extrahieren oder einzubetten. Dies wird hier in Ansätzen versucht.

Diese Buchreihe kommt bewusst populärwissenschaftlich daher ohne den Anspruch auf Wissenschaftlichkeit zu erheben. Die Bände sind bebildert in der Hoffnung, das schwerverdauliche Thema ‚Psychiatrie' möge dadurch aufgelockerter erscheinen. Diese populärwissenschaftliche Strategie dient einer besseren Vermarktung. Sie sucht eine breitere Leserschaft.

Ich möchte die Psychiatrie als Wissenschaft durch die Populärwissenschaftlichkeit dieser Buchreihe keineswegs diskreditieren. Psychiatrie tut das in der Regel selber. Jede in dieser Buchreihe beschriebene Behandlungsweise widerspiegelt den Kenntnisstand von Forschung und Aufklärung der jeweiligen Zeitepochen. (Kultur, Moral, Gesellschaft, Rechtsprechung, Religion etc.) Sie widerspiegelt die jeweils herrschende politische, soziale, moralische, medizinische und religiöse Gesinnung, innerhalb der die Psychiater praktizierten und therapierten.

Schliesslich sind alle Therapien eingebettet in die kulturelle Matrix, in der sie quasi ‚hineinsozialisiert' wurden. Und die gegenwärtigen Kulturen schienen den Lebenden immer ordentlich und unangefochten vernünftig, auch wenn sie vor nicht so langer Zeit den zornigen Wettergöttern noch arglos Menschenopfer an- und darboten, um sie gnädig zu stimmen.

Leider hatten manche Forscherpersönlichkeiten der Psychiatrie und Medizin ein mieses oder zumindest etwas eigenartiges Menschenbild. Tiefe Verachtung, Wegwendung vom Menschlichen und kalte Empathie schlug den Seelenkranken immer wieder und über Jahrhunderte mitten ins Gesicht. Dabei waren und sind unsere seelenkranken Mitmenschen eindeutig humane Wesen und haben ein Herz und eine Seele, wie ihre Therapeuten es auch waren oder hätten sein sollen.

Auch lag mir fern psychiatrische Kliniken oder Regionen und Länder zu diskreditieren, auch wenn das manchmal so erscheinen mag. Sie diskreditierten und diskreditieren sich selbst. Wenn sie negativ im Munde waren und in Zeitungen Artikel über ihre Missetaten berichteten, dann sind sie mindestens mitschuldig an der eigenen Misere. Auch lag mir fern, Psychiaterpersönlichkeiten der ersten, zweiten oder neuesten Generation zu diffamieren. Auch sie taten oder tun dies selbst, wenn die Öffentlichkeit sich mit ihnen beschäftigt, weil sie Fehler begangen hatten. Denn jedes Vergangene vermag sich nicht dem Urteil des Heute zu entziehen, auch nicht in der Zukunft. Wir alle schauen hin!

Psychiatrische Kliniken sollten immer in einem engen Verbund zur Medizin stehen und keinen separaten Dornröschenschlaf träumen. Meiner Meinung nach gehören alle psychiatrischen Institutionen in den Verbund eines grösseren Spitalcampus, auch wenn ihre Klientel körperlich gesund erscheint. Im Campusverbund sind nicht nur psychiatrische Hilfestellungen für die entgleiste Seele ohne Zeitverzug möglich, sondern auch medizinisch-chirurgische Notfallmassnahmen. Psychiatrische Kliniken abseits von Medizinalzentren, Universitätskliniken und Regionalspitälern in die Landschaft hineingestellt, sind nicht zu fördern, ausser sie gehen auch dort einen engen Verbund mit der Somatomedizin ein. Es soll des Menschen Seele nie von seinem Körper getrennt behandelt werden, denn Seele und Körper bilden eine untrennbare Einheit. Jede Therapiemassnahme wirkt dual.

Kritik an der Pharmakologie wie auch an den praktizierten Therapieformen verstehe ich nicht aus sektiererischer oder nörglerischer Perspektive. Sie ist unumgänglich, jedoch nur in einem gesunden und fairen Mass. Ich bin überzeugt, dass alle Pharmaunternehmen nicht nur das Wohl ihrer Finanzen, sondern auch das Wohl ihrer Klienten im Auge haben. Denn die grösste Forderung an zukünftige Psychopharmaka ist und bleibt die Ursachen- und nicht die Symptombekämpfung.

Religion und Esoterik dürfen innerhalb der Psychiatrie niemals dominant werden. Das Beste ist, sie bleiben draussen vor den Eingängen der Kliniken.

Abschliessend noch einige besondere Worte zur Zeit des Nationalsozialismus. Bereits Friedrich Nietzsche sagte: *,Der Irrsinn ist bei Einzelnen etwas Seltenes – aber bei Gruppe, Parteien, Völkern, Zeiten die Regel.'* Bei meinen Ausführungen zur Euthanasie des Nationalsozialismus, in einem späteren Band, ging es mir um eine möglichst korrekte Darstellung. Ich versuchte, die politische, gesellschaftliche und kulturelle Gesinnung der damaligen Zeit des Nazi-Reiches so nüchtern wie möglich darzustellen. Diese sehr schlimme Zeit forderte Millionen von Toten, auch psychisch-Kranke und geistig Behinderte waren ihre Opfer.

Motivation und Intention

Meine Motivation zur Verfassung dieses mehrbändigen Buchwerkes über unsere geistig kranken Mitmenschen schöpfe ich aus einer rund 40 Jahre dauernden und oft arbeits- und beziehungsintensiven und direkten Begegnung mit ihnen. Es war insbesondere ein polnischer Arzt und Mitarbeiter in derselben Klinik, mit dem ich eine Zeit lang zusammen gearbeitet hatte und der sich ebenfalls für die Geschichte der psychiatrischen Therapie interessierte. Wir tauschten uns immer wieder zu den verschiedenen Aspekten aus. Dabei hatte das Thema mich irgendwann selbst ergriffen.

Meine ersten Kontakte zu psychisch „Kranken" knüpfte ich berufsbedingt rund 40 Jahre zuvor in einer Spezialklinik für Epilepsie in Zürich. Es folgten Anstellungen und Erfahrungen als psychiatrischer Krankenpfleger, Abteilungsleiter und Oberpfleger. Für einige Zeit war ich auch Mitglied des Lehrkörpers einer Schule für psychiatrische Krankenpflege und erteilte dort Theorie und praktischen Unterricht und begleitete Schüler in ihrem Ergotherapiepraktikum. Zudem entwickelte ich ein Aufnahme- resp. Prüfungsverfahren für Ausbildungswillige in dieser Psychiatrie.

Später absolvierte ich eine Ausbildung zum Eidg. Diplomierten Heimleiter BIGA beim Heimverband Schweiz (HVS). Ich leitete später auch Alters- und Pflegeheime. Dann führte ich, zusammen mit meiner Frau, lange Jahre eine private Wohngruppe für seelenpflegebedürftige Menschen, nachdem ich zuvor eine eigene Pflegewohngruppe für geriatrische Patienten geleitet hatte.

Meine Erfahrungen mit seelenkranken Menschen und mit den sie behandelnden Institutionen, Ärzten, Therapeuten wirkten beim Schreiben als innerer Antrieb in mir. Eine gewisse, moderate antipsychiatrische Haltung trug ich immer im Herzen, auch während meiner Arbeit in psychiatrischen Institutionen und das war bestimmt richtig so. Allerdings war ich nie ein militanter Gegner der Psychiatrie. Antipsychiatrisches Denken empfand ich stärker innerhalb militärisch organisierter und eng geführter Psychiatrien, weniger oder kaum noch in privatwirtschaftlich geführten, einem gewissen Humanismus verpflichteten Kliniken. Meine interessantesten und ‚schönsten' Erfahrungen machte ich in einer modernen Klinik im Schweizerischen Kanton Thurgau, unweit von Wil. Sie wurde in meiner Vorstellung zur Idealklinik.

Der gesellschaftlichen Ausgrenzung von Menschen mit einer seelischen Devianz sollte vehement entgegengewirkt werden. Anstaltspsychiatrien als Ausgrenzungsghettos sind passé. Psychisch kranke Menschen sind in unsere gesellschaftliche Mitte zu nehmen.

Ich gestehe, dass mein Buchtitel ‚Die Verrückten' frech und plakativ ist. Ich entschuldige mich dafür. Er ist unserer täglichen Umgangssprache entnommen. Mit ‚verrückt' meine ich **ver-rückt** im Sinne von abweichend, aus dem Rahmen rückend, auffällig, originell, extravagant, sowie auch unkonventionell und manchmal erfrischend ungewöhnlich oder auch genial.

Das Verrückte ist Raum des Leides und zugleich Heimat des menschlichen Genies.

Verrückt: (nach Duden)
Beifügung, Zuschreibung von Ursachen (Eigenschaften)
Das Adjektiv **verrückt** sollte im öffentlichen Sprachgebrauch nicht mehr auf Menschen bezogen werden, die geistig oder psychisch krank sind. Hier müssen die entsprechenden neutralen oder fachsprachlichen Bezeichnungen Verwendung finden, so etwa **psychisch behindert, psychisch krank** oder **psychotisch.**

© Duden - Das Synonymwörterbuch, 4. Aufl. Mannheim 2007 [CD-ROM]

Inzwischen längst pensioniert und auch (ein ganz kleines bisschen) alt geworden, wäre ich im wohlverdienten Ruhestand und hätte viel Freizeit für ‚Gescheiteres' zur meiner Verfügung, wenn das Schreiben mich nicht gepackt hätte.

Nun denn, ein Boot, ein Motorrad und ein E-Bike sowie eine langjährige Lebenspartnerin stehen mir für meine Freizeit stets zur Verfügung und bringen meiner Lebenszeit Sinn.

Diese Buchreihe ist mein Lohn für die Aufwendung unzähliger, freudvoller und freiwillig gewählter (meist morgendlicher) Arbeitsstunden...

...am Nachmittag fische ich vom Boot aus im See. Alternativ trete ich gesundheitsfördernd ins Velo oder lasse mich von meinem Motorrad durch den heimatschönen Thurgau chauffieren.

Mein inneres Interesse und meine ‚Liebe' zum psychisch kranken Menschen schlechthin treiben mich weiter an zum Schreiben. Die Buchreihe ist noch längst nicht unter Dach und Fach. Demnächst jedoch werden weitere Bände erscheinen.

Jakob Landolt

Irrsinn in der Geschichte

Diese mehrbändige Buchreihe hat den menschlichen Irrsinn zum Thema und versteht sich als Beitrag zur Geschichte der Psychiatrie und Psychologie.

Einführung Band 1.
Dieser Band beinhaltet Ausführungen zur frühesten Geschichte des Irrsinnes. Wir beginnen ab dem Neolithikum, erklären den Sinn der Trepanationen des menschlichen Schädels, streifen Kräuter, Heiler und Heilpflanzen, erleuchten die Antike, beginnend mit dem alten Ägypten, fahren mit Ausführungen über das alte China fort und gelangen schliesslich nach Griechenland, wo wir Asklepios, Hippokrates und Galen begegnen. Über Rom und Byzanz spannen wir dann einen Bogen bis zum Islam.

Vom Neolithikum zur Antike
Trepanationen, Schamanismus, Kräuter, Heiler und Heilpflanzen

Trepanationen: Wahnsinn bereits im Mesolithikum...?
Bereits in der Steinzeit wurden die ersten „psychochirurgischen" Eingriffe am menschlichen Schädel (Cranium) vollzogen. In Marokko und Peru wurden bereits im Mesolithikum (12'000 bis 10'000 v. Chr.) Trepanationen durchgeführt. Etwa für die gleiche Zeit wurden auch in Europa solche chirurgischen Schädelbohrungen wissenschaftlich nachgewiesen. Dies in Russland, in der Ukraine, in Ungarn, in Spanien, England, Schweden und Frankreich. Im Vorderen Orient ab etwa 8'000 v. Chr. (Jericho, Anatolien). Als weltweites Phänomen wurden auch in China (Ostasien) Trepanationen durchgeführt und nachgewiesen. Ebenso in Ägypten, Afrika (Kenia), Südamerika (Inkareich, Peru), Mexiko, Nordamerika, Ozeanien und in Japan. Damit ist die Trepanation von Schädeln ein weltweites Phänomen.

Die Volksgruppe der Kisii (Kenia) kannte bis in die 1990er Jahre und noch heute trepanierende Medizinmänner, die Kopfoperationen von Hand und mit primitiven Werkzeugen, wie in der Steinzeit, durchführen. Das moderne Kenia verbietet zwar solche Eingriffe unter drastischen Strafen, was jedoch die Medizinmänner der Kisii, vorab in der ländlichen Bevölkerung, nicht wirklich davon abhält. Bei den Eingriffen sind viele Einwohner öffentlich zugegen und verfolgen die Trepanation unter persönlichem Augenschein mit. Eine Schmerzbekämpfung wird bei den Kisii kaum vorgenommen, die Betroffenen haben, ihrer Kultur gemäss, die Schmerzen zu ertragen.

Merkmale (Hinweise) des Verrücktseins
Deviationsbereiche, die vermutlich bereits in prähistorischen Zeiten zu Trepanationen führten:
- auffälliges, nonkonformes **Verhalten**
- wirre, unverständliche **Sprache**
- abweichendes, eigenartiges **Denken**
- scheinbar fehlende(r) **Vernunft, Verstand**
- fragwürdige **Zurechnungsfähigkeit**
- bestimmte **Körperkrankheiten** (Epilepsie) und Symptome (Kopfschmerzen)
- **Aberglaube** (Glaube an andere Wirklichkeit)
- **Gotteslästerung, Dämonenbesessenheit**

Trepanationen waren auch im europäischen Kulturkreis ein Thema. So wurden etwa in Frankreich, im Gebiet der Seine-Oise-Marne-Kultur, im Departement Lozère, über 100 neolithische Bohrungen wissenschaftlich untersucht und das Ergebnis war sensationell:

In vielen Fällen hatten die Menschen die Trepanation überlebt!

Mysteriös sind neben den Schädelbohrungen T-förmige Zeichen, die in weiblichen Schädeln offenbar zu deren Lebzeiten (!) eingekerbt wurden. Deutet diese Praxis auf Kulte? Oder auf religiöse Handlungen? Oder zeigt sich darin die Unterdrückung der Frau durch den Mann?

Die Trepanation des Craniums ist die Entfernung der Kopfhaut und eines Knochenstückes aus dem Schädel eines lebenden Menschen. Die vorgängige, sorgfältige Entfernung der Kopfhaut muss schmerzhaft gewesen und die Operation mit einem hohen Blutverlust einhergegangen sein. Das Risiko einer Infektion (Fliegen, Staub, unreine Hände) war gross.

Interessant ist, dass die Kenntnis der Trepanation und ihre Durchführung offenbar ein weltweites Phänomen der Steinzeit resp. des Neolithikums war. Unabhängig voneinander wurden auf verschiedenen Kontinenten solche invasiven, chirurgischen Schädelöffnungen durchgeführt, teilweise erfolgreich. Dieser weltweite Nachweis führte zu verschiedensten Theoriebildungen, wobei ich hier neben der Schädelöffnung infolge vorgängiger Verletzung des Kopfes durch Gewalt, die Schädelöffnung auch begründet betrachte, um raumfordernde Neoplasmen (Tumoren) zu entlasten. Auch die Bekämpfung von starken und dauernden Kopfschmerzen möchte ich als Grund der Trepanation anmerken. Eine weitere medizinische Begründung des Eingriffes könnte auch der Versuch sein, eine epileptische Anfallskrankheit zu heilen.

Im Weiteren mögen auch kultisch-religiöse Handlungen im Spiel gewesen sein. Kultisch-religiöse Handlungen waren zu dieser Zeit weltweit vorhanden und nahmen in der Gesellschaft einen beschwörenden, anbetenden oder initiierenden Charakter ein. Sie waren Ausdrucksform einer religiösen Weltanschauung, einer religiösen und spirituellen Praxis. Kultisch-religiöse Handlungen sind noch heute die Hinwendung zu einer Gottheit, zu Ahnen (Toten), zu Dämonen und Geistern. Ihnen gemeinsam ist das Ziel, sie (Gott, Geister, Ahnen) gewogen zu stimmen und um sie zu einer bestimmten Handlung zu motivieren. Man kann kultisch-religiöse Handlungen definieren als der Versuch, sich Glück, Energie, Wohlstand, Nahrung und Gesundheit zu erbeten.

Doch in unserem Zusammenhang möchte ich besonders darauf hinweisen, dass die Trepanation möglicherweise auch durchgeführt wurde, um **Menschen mit geistigen resp. psychischen Problemen** zu helfen. Möglicherweise dachten die Medizinmänner oder weiblichen Orakel von damals, dass psychisch Kranke von bösen Geistern und Dämonen befallen worden seien und die es galt, mittels einer Öffnung des Schädels aus diesem zu befreien, in dem sie vermutet wurden. Wenn wir diesen Grund anerkennen, wäre die **Trepanation der erste geschichtlich nachweisbare psychochirurgische Eingriff** der Menschheit.

Um die Gründe der Trepanation zu vervollständigen, weise ich noch auf die sog. **Paläo-SETI-These** hin, die jedoch für manche eher absurd erscheinen mag.

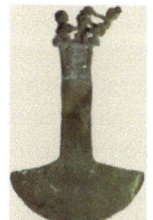

(Abbildung links: kupferner Trepan aus Peru?)

Als Werkzeuge wurden verwendet aus Obsidian, Feuerstein, Muschelschalen, Kupfer. Obsidian ist eine Art vulkanisches Glas, welches entstand, als heisse Lava auf kaltes, klares Wasser traf und dabei schlagartig erstarrte. Das Gestein ist sehr hart und äusserst scharf an den Bruchstellen. Daher eignete sich Obsidian für jegliche Arbeiten im Haushalt, bei der Jagd, in der Medizin und als Waffe. Obsidian wurde daher auf damaligen Handelswegen als rare Kostbarkeiten verbreitet, wie etwa auch Salze, Felle, Edelsteine, Waffen oder Metalle etc. Feuerstein, auch Silex genannt, ist hingegen anderen Ursprungs, es ist ein Kieselstein.

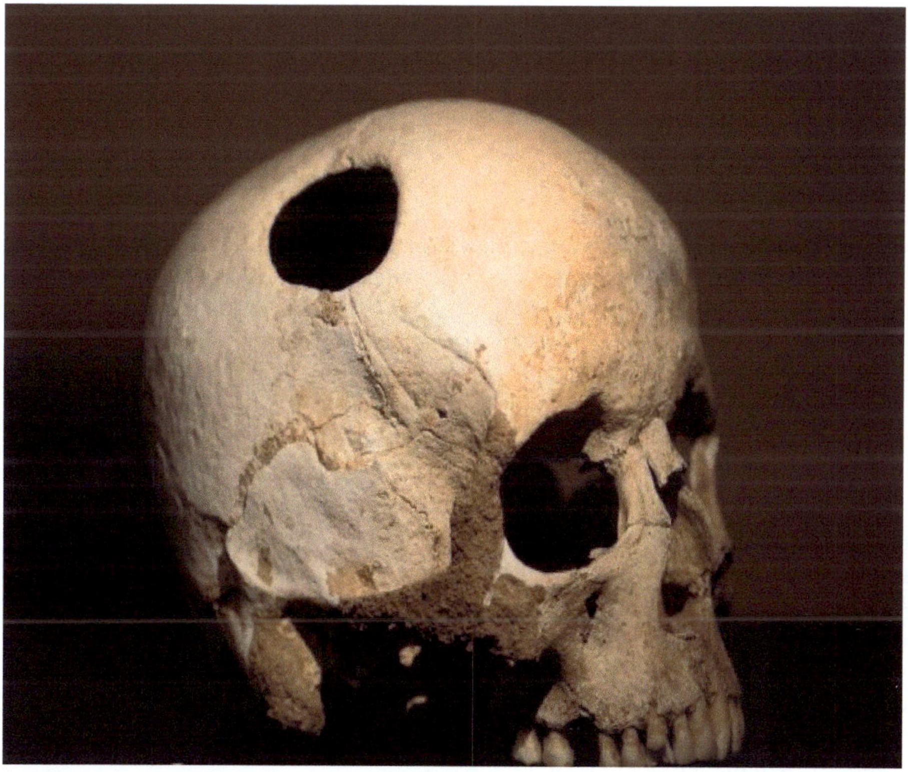

http://astar.tv/wp-content/uploads/2016/02/Trepanation.jpg

Es wurde geschabt, gekratzt, gebohrt oder geschnitten, wobei das Schaben die damals erfolgreichste Trepanations-Methode darstellte. Erfolg versprechende Trepanationsgebiete waren jene, in denen sich möglichst keine grossen Venen, Muskeln oder Knochennähte befanden. Eine Hämorrhagie (Einblutung) oder eine Verletzung und Infektion der Hirnhäute und des Hirngewebes konnte den Tod des Patienten bedeuten. Der Operierende musste aufpassen, dass die drei Gehirnmembranen (Gehirnhäute) nicht verletzt wurden (Dura mater, Pia mater und Arachoidea) wie natürlich auch das Gehirn selbst bei der Trepanation nicht in Mitleidenschaft gezogen werden durfte.

Zudem galt es, die Schmerzen während des Bohrens oder Schabens möglichst zu eliminieren oder aushaltbar zu machen. Allerdings enthält der Schädelknochen selbst keine Nervenzellen, die sind jedoch zu finden in der Kopfhaut. Die operationsbedingten Schmerzen könnten durch die Einnahme von damals bekannten **Drogen aus Pflanzen** (Teufelskralle, Cannabis) oder **Pilzen** (Mescalin, Peyote) bekämpft worden sein.

Auch nach erfolgter Trepanation mussten die Hirnhäute, das Gehirn und die Wundränder vor Infektionen und äusseren Einwirkungen geschützt werden. Was taten die Menschen vor 12'000 Jahren, als sie Gold und Silber noch nicht bearbeiten konnten? Zu einem späteren Zeitpunkt (5. Jahrtausend vor Christus), als man Gold bearbeiten konnte, deckte man, Vermutungen gemäss, das trepanierte Schädelloch mit Gold- und Silberplatten zu. Zu prähistorischen Zeiten versuchten sie vermutlich das trepanierte Schädelloch mit der zurückgelegten und von der Trepanstelle befreiten Kopfhaut wieder zu bedecken in der Hoffnung und Annahme, dass die Kopfhaut wie eine schützende Membran wieder zuheilte und vernarbte.

In vielen Fällen, in denen die Operierten den Eingriff überlebten, wuchs die Kopfhaut über der trepanierten Stelle wieder zusammen und schützte somit die Hirnhaut und das Gehirn vor Infektionen. Auch am Schädel selbst bildete sich neues Knochengewebe an den Rändern der Trepanation. Dies beweisen neuere Forschungen, denn neu gebildetes Knochengewebe an den Wundrändern (sog. Kallus) gilt heute als medizinisch erwiesen und ist ein untrüglicher Beweis für die nachoperative Heilung.

Die guten Resultate zeugen von der Geschicklichkeit und von beachtenswerten medizinischen Kenntnissen der damaligen „Trepanationschirurgen" resp. Medizinmännern, **Schamanen** oder Priester.

Lange Zeit waren sich Wissenschaftler nicht einig, welche Gründe zu den Trepanationen geführt hatten. Dies ist auch heute noch so. Wollten die urzeitlichen Schamanenärzte, Priester oder Medizinmänner damit psychische Störungen austreiben? Also Seelisches therapieren? Therapierte man wirklich bereits damals, in dieser noch grauen Vorzeit, menschlichen Wahnsinn? Oder dienten trepanierte Schädelfragmente als Schmuckstücke oder Amulette, denen besondere, Gefahren abwehrende, Glück bringende oder andere übersinnlich wirkende Kräfte zugeschrieben wurden? Immerhin finden sich bei Ausgrabungen solche Amulette.

Oder begleiteten Trepanationen beliebte Kulthandlungen, um Göttern ein Opfer zu bringen? Erzeugten die Schamanen bewusstseinserweiternde Trancezustände?

Bei weiteren Nachforschungen über die Trepanation jedoch kamen vermehrt **Indizien für medizinische Absichten** ins Spiel und nicht unbedingt nur für kultische Handlungen. Vielleicht vereinigte sich diese medizinische Handlung mit einer Kulthandlung? Forscher entdeckten auch gebohrte (trepanierte) Löcher in Schienbeinknochen (Tibia), was eher auf eine therapeutische Intervention und medizinische Absicht hindeutet, als auf eine kultische Handlung. Man versuchte durch diese Schienbein-Trepanation einen osteomyelitischen Infekt der distalen Tibia zu heilen, also eine Knochenmarkinfektion am Schienbein.

Durch die Öffnung des Beinknochens erreichten sie, dass die darin angesammelte Eiterflüssigkeit (der krankmachende Dämon) aus dem Knochen heraus floss, um die Genesung des Erkrankten zu fördern. Die Menschen von damals sahen den eitrigen Ausfluss ja mit blossem Auge, wussten jedoch nicht, was für eine Bedeutung diesem Sekret zustand. Sie dachten vielleicht, dass hier ein Dämon am Werke lag. Sie bekämpften den Dämon, indem sie stellvertretend den Eiter bekämpften. Zur damaligen Zeit, in der die Menschen viel in der freien Natur sich bewegten und Kampfhandlungen mit anderen Menschen und Tieren eingingen, verletzten sie sich vermutlich oft am Schienbein. Um mobil zu bleiben oder wieder zu werden, musste man sich eine Therapie des Schienbeins überlegen.

Für cranielle Trepanationen sprechen könnte, dass dadurch der Hirndruck verringert wurde, der etwa bei raumfordernden Prozessen im Inneren des geschlossenen Schädels erzeugt wurde. (Beispiele: subdurales Hämatom etwa nach einem Schlag oder Unfall, ein Tumor oder ein Hirnödem)

Vermutungen für Trepanationen in der Diskussion:

- um eine Öffnung zu schaffen, durch die innewohnende, böse Geister (Dämonen) entkommen oder gute Geister eintreten konnten.
- zur Entfernung von Splittern im Schädel (Knochen, Holz, Kupfer, Waffenteile)
- bei Epilepsie (heilige Krankheit)
- bei Geisteskrankheiten (Wahnsinn)
- bei chronischen und heftigen Kopfschmerzen
- bei starkem Schwindel oder bei Taubheit
- bei Bewusstseinsstörungen oder
- zur Bewusstseinserweiterung?
- als Ritual und Opfergabe bei religiösen Kulthandlungen
- Trepan-Amulette (Zuschreibung von Unheil abwehrenden Kräften, auch Glücksbringer, Verehrung von Toten, magischer Gegenstand etc.)
- Kultisch-religiöse Handlung als Hinwendung (Verbindung) zu einer Gottheit, zu Ahnen, Geistern, Dämonen
- Opfergabe zur Besänftigung der Natur, Bitte um Beistand, Nahrung, Wohlergehen?

Das Thema der Trepanation ist heute beliebt bei Esoterikern und Anhängern des Alienglaubens. Dieser nach Höherem strebende, esoterisch veranlagte Menschentypus wird vom Gedanken der Trepanation magisch angezogen. Es sind auch Selbstversuche bekannt, also durchgeführte Trepanationen am eigenen Kopf von Männern und Frauen, zum Zwecke erhoffter Bewusstseinserweiterung.

Das sind Menschen, die an eine ausgeprägte Form von Esoterik glauben. Sie sind der Meinung, dass die Neolithiker Trepanationen aus denselben bewusstseinserweiternden Überlegungen an sich vollzogen oder von Schamanen oder Priesterärzten vollziehen lassen hätten, wie sie sie selber haben. Betont wird bei diesen Menschen der rituelle und bewusstseinserweiternde Aspekt. Ob diese Esoteriker je eine Bewusstseinserweiterung erlangen werden, ist zwar für sie zu hoffen. Ich überlasse dem Leser jede Beurteilung. Zweifel sind gerne angebracht!

Die Auffassung, dass Ausserirdische (Aliens) unsere steinzeitlichen Vorfahren zu Trepanationen angeregt haben könnten, wird in der sogenannten Paläo-SETI-Theorie vertreten. Ein Beweis dafür wurde jedoch nie erbracht. Diese Theorie blieb immer eine Hypothese. Immerhin wird sie von prominenten Forschern wie ein Erich von Däniken als für möglich gehalten.

Welcher Theorie wir immer auch anhängen mögen, Fakt ist, dass die ältesten Trepanationen an Knochen weit älter sind, als die an trepanierten menschlichen Schädeln des Mesolithikums. (vor etwa 12'000 b. C.) Dies wird bei diesen Theorien viel zu wenig in Erwägung gezogen!

Paläo-SETI-Theorie:
Die Paläo-SETI-Theorie (Hypothese) geht davon aus, dass unsere Erde bereits in vorgeschichtlich, historischer Zeit einst Besuch von einer oder mehreren extraterrestrischen Intelligenzen (**Ausserirdischen**) Besuch hatte, die im Verlauf ihres Aufenthaltes und Wirkens hier ihre Spuren hinterlassen haben.

Messungen mittels der Methode der Radiokohlenstoffdatierung durch die Universitäten Oxford und Tübingen haben nämlich ergeben, dass die in der Geissenklösterle-Höhle gefundenen Artefakte auf die Zeit um 42'000 bis 43'000 v.Chr. (Aurignazien, Kernland: Schwäbische Alb) zu datieren sind.

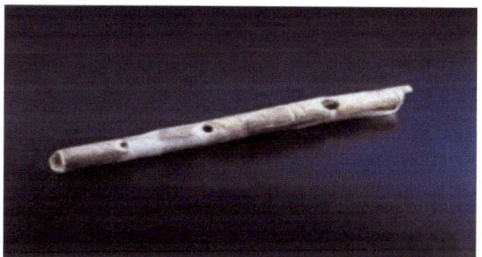

Die abgebildete Knochenflöte weist eindeutig nach, dass Knochentrepanationen von unseren Urahnen bereits viel früher durchgeführt wurden, allerdings an Knochen von toten Tieren und nicht an den Köpfen lebender Menschen.

Abbildung 5: Knochenflöte aus dem Geissenklösterle-Höhle (schwäbische Alb)
Aus http://www.uni-tuebingen.de/aktuelles/pressemitteilungen/newsfullviewpresse-mitteilungen/

Denn bei den Flötenlöchern handelt es sich ja gewissermassen auch um Trepanationen an Hohlknochen, allerdings nicht für medizinische, sondern für **musikalische Zwecke**! Dies erstaunt. Trepanierte Knochenflöten gehören zu den ältesten archäologisch nachgewiesenen Musikinstrumenten der Menschheit. Diese Löcher mussten vorsichtig in die knöcherne Flöte hineingebohrt werden. Erstens, damit diese nicht zerbrach und unbrauchbar wurde. Und zweitens bestimmte die Grösse des Loches die Höhe des Tones.

Wenn wir die Jahreszahlen subtrahieren (42'000 minus 12'000), wurden Trepanationen in (tierische) Knochen also bereits rund 30'000 Jahre vor den Cranialtrepanationen beim Menschen durchgeführt! Die Paläo-SETI-Theorie wird zwar immer wieder von gewissen Hobbyforschern ins Spiel gebracht, insbesondere bei den Überlegungen zu den Trepanationen menschlicher Knochen. Es kann zwar nicht ausgeschlossen werden, dass in früherer Zeit sich einst ausserirdisches Leben zu uns auf die Erde begab, Spuren davon sind höchstens hypothetisch auszumachen.

Anzunehmen, dass Aliens in der Vergangenheit uns Menschen mit der Technik des Trepanierens vertraut machten, ergibt kaum Sinn. Um die Paläo-SETI-Theorie in unserem Sinne zu kommentieren: Wahnsinn kann alles glauben und alles denken!

Selbstverständlich waren Trepanationen für die von fremden Geistern und Dämonen befallenen Besessenen immer lebensgefährlich und forderten sicher viele Menschenleben.

Risiken bei den unter Lebensgefahr durchgeführten Trepanationen:
- Verletzung von gesundem Hirngewebe
- Infektionen
- Austritt von Hirnflüssigkeit (Liquor)
- Verbluten
- Gedächtnisstörungen
- Intelligenzminderung
- Koordinations- und Gleichgewichtsstörungen
- Lähmungen (partiell)
- Auslösung von Anfallsleiden (Krampfanfälle)
- Schwierigkeiten beim Sprechen (Aphasie)
- Ansammlung von Luft in der Schädelhöhle (Pneumocephalus)
- Koma und
- Exitus

Trepanationen des menschlichen Schädels sind vermutlich die ältesten Hinweise, dass menschlicher **Wahnsinn im Paläolithikum (Mesolithikum) ein Thema** war.

Hypothese: Dieser Wahnsinn war sowohl auf der Seite des Kranken (als vom Wahnsinn Betroffener) wie auch auf der Seite des Schamanen (der sich einen bösen Dämon im Kopfe des Kranken vorstellte, den es aus dem Kopf zu vertreiben galt).

Wahnsinn als Mutualtheorie, (Theorie, dass Wahnsinn nur wechsel- resp. gegenseitig vorkomme.)

Der Wahnkranke brauchte einen Gesunden, um als krank diagnostiziert und behandelt werden zu können. Die Diagnose und die Behandlung durch den gesunden Therapeuten selbst nahm oft auch die Form eines Wahnsinns an. Wenn wir heute altertümlichen Diagnosen und Behandlungsformen unsere Aufmerksamkeit schenken, kommt uns immer wieder der Gedanke, dass sowohl die Diagnose wie auch die Therapie als ‚wahnsinnig' bezeichnet werden kann. Zumal klingt das ärztlich-theoretische Konstrukt des Wahnsinnes oft als krank! (Mehr darüber später)

Wahnsinn war gewissermassen auf beiden Seiten auszumachen. Einerseits auf der Seite des betroffenen, kranken Menschen, dessen Schädel trepaniert wurde, weil angenommen wurde, dass dessen Kopf, resp. Schädel (Hirn) der Sitz seines Problems sei. Der Wahnsinn „Dämon", die Krankheit sass demnach nicht etwa im Herzen oder in einem anderen Körperorgan wie etwa dem Thymus, der Leber oder in der Gebärmutter, sondern mutmasslich im Kopf. Als hätten unsere Vorfahren angenommen, dass sowohl das menschliche Bewusstsein, wie die Persönlichkeit (Seele) sich im Inneren des Kopfes, genauer im Hirn befinden müsste und der darin sich befindliche Geist erkrankt war. Sitz der Seele und des Bewusstseins vermuteten sie im Hirn resp. im menschlichen Schädel!

Andererseits verortete sich der Wahnsinn auch auf der Seite des trepanierenden Arztes oder Medizinmannes (Priester, Schamane), weil dieser trotz des oft tödlichen Eingriffes und der möglichen Verletzung des Hirnes und der Hirnhäute, ohne genaue medizinische Kenntnis, diesen problematischen Eingriff vornahm. Der paläolithische Schamane (Priesterarzt) konnte nämlich unmöglich wissen, ob der Dämon oder die Krankheit sich wirklich im Hirn befand. Er nahm es bloss an, vermutete es ohne genaue Kenntnis.

Jedenfalls wusste er nicht mit letzter Sicherheit, ob es Dämonen und böse Geister überhaupt gab auf dieser Welt, geschweige denn wusste er, wie ein solcher Dämon genau aussah, wie er sich anfühlte und was für Kräfte in ihm wohnten. Er nahm an und glaubte zumindest, dass es böse Geister geben musste, die in die Köpfe von Wahnsinnigen einkehren konnten oder bereits in einige Menschen eingekehrt waren. Sicher war er sich im Grunde genommen nie. Alles blieb blosse Annahme. Er musste daher seine volle Reputation und Macht in die Wagschale geworfen haben, damit ihm seine ‚Untertanen' Glauben schenkten und ihn gewähren liessen.

Diese glaubende Annahme, dieses Nichtgenauwissen um das Krankheitsbild und um die tödlichen Risiken der Operation, die er auf sich nahm, war der **Wahnsinn des Schamanenpriesters**. Man darf so ruhig denken, denn wahnsinnig werden können nur die Gesunden. Ein Wahnsinniger kann nicht am Wahnsinn erkranken, er ist bereits daran erkrankt.

Wahnsinnig werden kann somit nur ein vormals gesunder Mensch. Weil der Medizinpriester (Schamanenpriester) jedoch solches (wirre) Zeugs glaubte, war er

Träger eines kranken Gedankens und somit kein gesunder Mensch mehr, sondern selber zu einem ‚Wahnsinnigen' geworden. Und er verbreitete diesen Glaubenswahnsinn erst noch mit Nachdruck in seiner gesamten Sippschaft, erzeugte damit ein gesellschaftliches Glaubenssystem, welches an sich selbst krank und wahnsinnig war. Religionen könnten genau so entstanden sein.

Vermutlich wohnt in jedem Glaubenssystem ein gewisser Wahnsinn inne. Und Glaubenssysteme gibt es noch heute viele auf dieser Welt. Würde man untersuchen, auf welchen Glaubenssätzen und abstrusen und misanthropischen Vorstellungen so manche Glaubenssysteme beruhen, könnte man fast jedem ‚Wahnsinn' unterstellen. Glaubenssysteme müssen daher durch Wissenssysteme ersetzt werden. Leider hängt vielem Wissen zumindest eine, wenn nicht mehrere Annahmen zugrunde. Annahmen jedoch müssen dem Wissen standhalten.

Menschen sind geniale Forscher. Sie streben nach Wissen, nach Höherem, nach Erkenntnis. Wahnsinn und Genie haben eine gegenseitige Entsprechung. Überprüfter Glaube kann zu Wissen führen. Wissen ist immer eine höhere Stufe des Glaubens. Glauben ist nicht überprüfbar, Wissen jedoch schon.

Wenn unsere Vorfahren möglicherweise bei den Trepanationen auch nur an primitiven, kultischen Handlungen interessiert waren, etwa zur Besänftigung von Göttern (Dämonen) ihrer herrschenden Glaubensvorstellung, was ja ebenfalls absoluter Wahnsinn wäre, dann weisen die möglichen medizinischen Aspekte der Schädeltrepanation (Dämonenaustreibung, Therapie der Epilepsie als heilige Krankheit, Behandlung einer intra-craniellen Blutung oder Abszessbildung, Kopfschmerz, Bewusstseinsstörung etc.), wie auch die Knochentrepanationen zum Zwecke der Schaffung eines Musikinstrumentes zur Erzeugung von Musik (etwa Rhythmus und Melodie) resp. musikalischer Kunst, auf Höheres und Geniales der damaligen Menschen hin. Glaube kann zur Forschung anregen und das ist das Gute an ihm.

Denn die Nährstoffe des Wahnsinns bilden neben dem Genialen:
- Ahnungen
- Glaubensinhalte
- Behauptungen
- Täuschungen (Halluzinationen)
- Wahnideen
- Theorien
- Vermutungen
- Ideen und Pseudowirklichkeiten

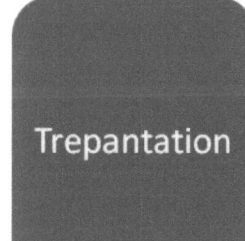

Trepantation
- religiöse Kulthandlungen (Dämonaustreibung)
- medizinische Eingriffe (Behandlung)
- Erzeugung von Musikinstrumenten

Die Trepanation jedenfalls begann ihren Siegeszug in der Steinzeit und setzte diesen bei den Ägyptern, Griechen, Römern und im Mittelalter fort. Es wurde in vielen Jahrhunderten trepaniert. Bekannt ist, dass auch im 3. Jahrtausend in Ägypten Schädel geöffnet wurden, dies belegen Inschriften auf Papyrus-Fragmenten.

Auch die Griechen trepanierten, was ein Schädelfund in Mykene bezeugt, ca. 1600 c. Chr. Selbst Hippokrates (460 – 370 v. Chr.) benützte für Schädelöffnungen sog. Perforativ- und Krontrepane. Es gab auch Bogenbohrer, die dazu verwendet wurden.

Es ist nicht genau bekannt, was die Absicht der Griechen und Ägypter war, als sie die Schädel vermutlich erkrankter Menschen öffneten. Es dürfen jedoch dieselben Gründe angenommen werden, wie sie beschrieben wurden. Nämlich zum Zwecke der Forschung. Der Mensch drang bereits im Altertum zum Wissen hin und nicht nur zum Glauben. Palänteologen fanden Schädel, die darauf hindeuten, dass sie mehrfach geöffnet wurden und wir wissen heute nicht, weshalb diese schmerzliche Prozedur wiederholt wurde. Vielleicht trat der therapeutische Erfolg nicht ein, den sie sich erhofften und so entschlossen sich, nochmals zu trepanieren.

Sowohl zu Zeiten der Ägypter und Römer wurde nicht mehr so oft trepaniert wie in prähistorischen Zeiten, was erstaunt. Die Indikationen dazu hatten sich verändert. Je nach herrschender Kultur oder Religion (Glaube) veränderte sich das Verhalten der Ärzte, Medizin-Priester oder Schamanen, denen diese Eingriffe in der Regel vorbehalten waren. In einigen Zeitepochen spielte das Christentum (der christliche Glaube) eine wichtige Rolle beim Rückgang der Eingriffe. Es verbot im frühen Mittelalter solche Trepanationen an lebenden Menschen, sie widersprachen den jeweilig herrschenden Glaubensvorstellungen.

Die Schädelöffnungen wurden leicht vermehrt wieder durchgeführt im 13. Jahrhundert und steigerten sich dann wieder im 16. Jahrhundert. Man setzte Hammer und Meissel ein und entwickelte Schraubapparate.

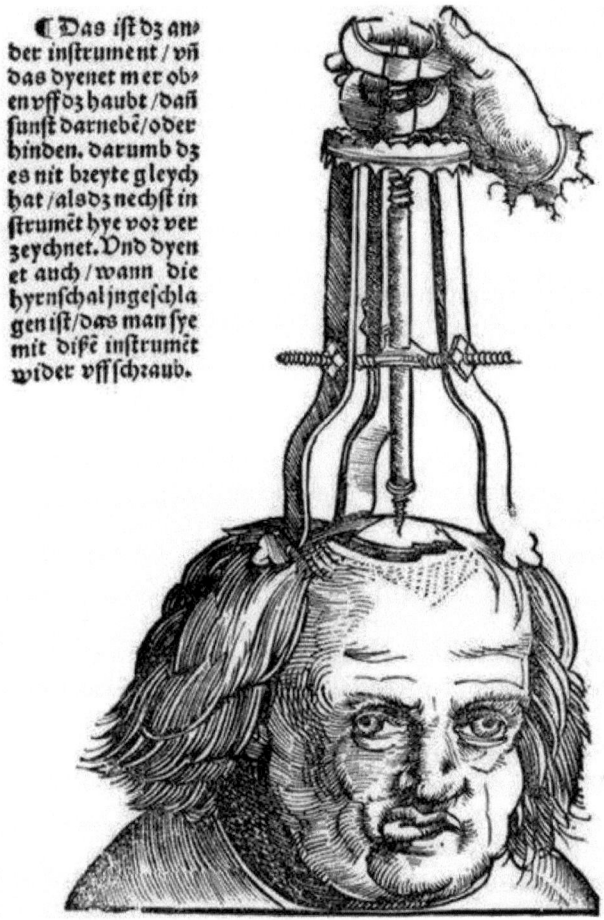

¶ Das ist dz an-
der instrument / vñ
das dyenet mer ob-
en vff dz haubt / dañ
sunst darnebē / oder
hinden. darumb dz
es nit breyte gleych
hat / als dz nechst in
strumēt hye vor ver
zeychnet. Vnd dyen
et auch / wann die
hyrnschal jngeschla
gen ist / das man sye
mit disē instrumēt
wider vff schraub.

Bildquelle: Wikipedia

Im Gemälde „Die Heilung vom Wahnsinn, resp. Heilung der Torheit", das von Hieronymus Bosch sein soll, wird eine solche Trepanation dargestellt. Als Trepanationswerkzeug diente ein einfacher Bohrer. (griech. Trepan, der Bohrer)

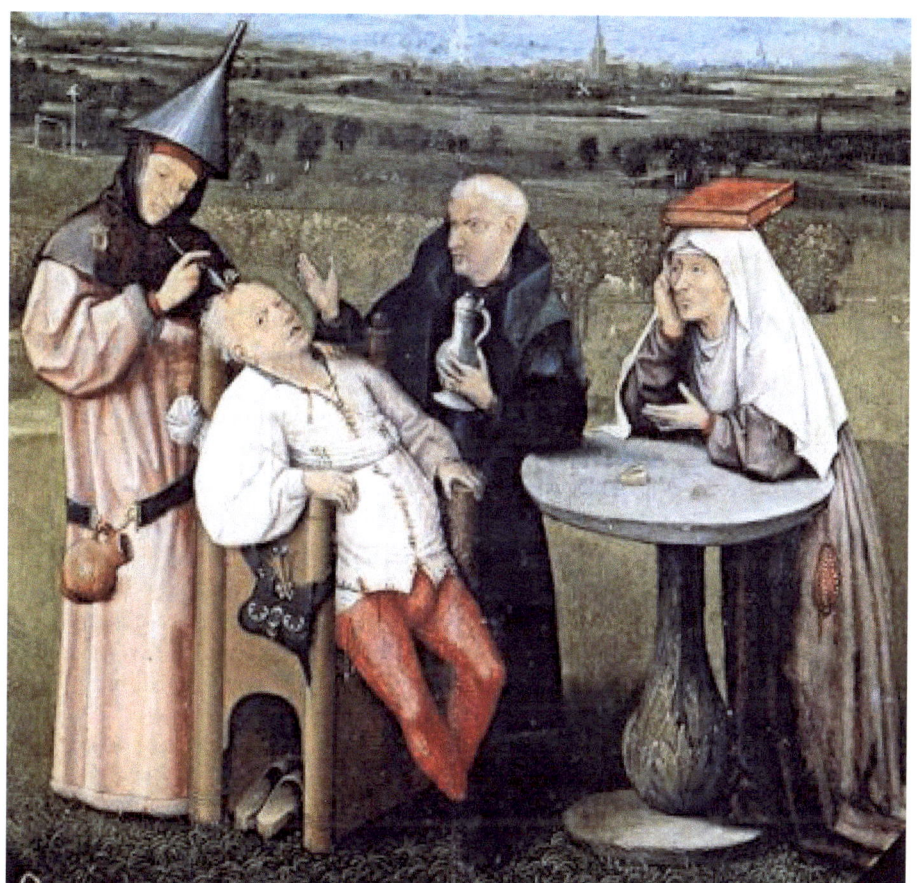

Darstellung einer Trepanation; Hieronymus Bosch: Die Entfernung des Wahnsinnssteins (1488-1516)
https://en.wikipedia.org/wiki/Trepanning/media/File:Hieronymus Bosch 053 detail.jpg

Bis weit ins 18. Jahrhundert hinein wirkten dazu sogenannte Steinschneider, auch Narrenschneider genannt. Das waren oft fahrende Bader oder Barbiere, die neben faulen Zähnen oder Umläufen auch Schädel mit Meisseln und Bohrern öffneten, um den **„bösen Stein der Fallsucht"**, den **„Wahnsinnsstein"** oder bösartige Tiere aus dem Kopf zu entfernen. (!) Man stellte sich den Wahnsinn vor als bösartiges Tier im Kopf oder als ein im Kopf enthaltener Stein und war der Überzeugung, mittels eines Loches den erkrankten Narr von seinem Stein resp. von einem bösartigen Tier befreien zu können.

Anwendung fanden die Trepanationen bei Menschen, die mit Wahnsinn befallen waren, aber auch bei Epilepsie, bei Kopfschmerzen, Schwindelattacken und allgemein bei Geisteskranken. In Europa lassen sich kultische Gründe bei Trepanationen für diese Zeit nicht klar eruieren. Meist operierten die Ärzte aus medizinischem Anlass. Kultische Anlässe werden eher frühen Kulturen zugeschrieben.

Noch im 15. und 16. Jahrhundert stellte man sich vor, dass die Narrheit eine im Kopf wuchernde Krankheit sei. Quacksalber und Scharlatane machten sich diesen dummen Aberglauben zum einträglichen Betätigungsfeld. Ständig den Standort wechselnd zogen sie im Lande herum und boten ihre Künste an, die vielerorts zu Spektakeln auf öffentlichen Plätzen wurden. Auch das Narrenschneiden gehörte zu solchen, teils verbotenen Showeinlagen. Die Patienten wurden selbstverständlich zuvor kaum betäubt und erlitten dabei teils fürchterliche Schmerzen.

Der Quacksalber oder Bader, der die Show leitete, bediente sich oft eines einfachen Taschenspielertrickes, in dem er aus seiner Hand einen solchen Stein vor die Füsse des Operierten zu Boden fallen liess und dann behauptete, es handle sich bei diesem um den für seinen Wahnsinn oder Schmerz verantwortlichen Stein.

Nach kurzer Zeit zogen diese Quacksalber jedoch weiter und entzogen sich so der Bestrafung resp. Einkerkerung, denn mancherorts war das Steinschneiden verboten und wurde mit einer Verurteilung, ja mit Kerker geahndet. Die Mortalität stieg im Mittelalter gegen 100 Prozent bei diesen Eingriffen am Kopf, im Gegensatz zur Steinzeit, wo gemäss Forschung viele die Operation überlebten. Vielleicht waren früher die Menschen robuster oder die Ärzte operierten im Mittelalter unter schlechteren hygienischen Verhältnissen.

Somit ist die Trepanation quasi ein erstes Zeugnis von steinzeitlichen Menschen mit geistigen Störungen. Weiter zurück lässt sich der Wahnsinn oder das Verrücktsein nicht verfolgen anhand von Indizien, wie die Trepanation eine ist. Sie bildet einen geschichtlich ersten Nachweis für Menschen mit einer Geisteskrankheit resp. von Menschen mit heftigen mentalen Problem (Irrsinn).

Aber wer stand diesen geistig Kranken gegenüber, wer bohrte ihre Schädel auf? War es der Schamanenarzt, der Priestermediziner? Wer waren diese Helfer in der Not? Und woher holten sie sich das notwendige medizinische Wissen? Wer waren diese Geistheiler? Waren es sich hervortuende Quacksalber und Scharlatane, wie es tausende Jahre später viele ‚Bader' im Mittelalter waren?

Holten sich die Menschen der Steinzeit ihre Wissen von der Natur? War die Natur ihr Lehrmeister?

Schamanismus: Irrsinn oder erste Gottes- und Seelenvorstellungen?

Am Anfang war nur eine vage Vorstellung von Seele, kaum mehr. Der Mensch machte sich bereits vor vielen Tausend Jahren Gedanken über sich selbst, vor allem über seine Äusserungen, sein Verhalten und seine Gefühle. Irgendetwas war in ihm, so bemerkte der Mensch, welches bewirkte, so zu sein wie er war. Es musste etwas in ihm sein. Aber was? Er benannte dieses Innere, dieses in ihm sein und machte sich Gedanken darüber. Er gab diesem Inneren, das aus ihm hinaus wollte, einen Namen.

Aus heutiger Sicht bezeichnet wir dieses sonderbare, höchst interessante, was in einem jeden Menschen vermutet wird, als **Seele, Geist oder Psyche**.

Vielleicht sprachen unsere Ahnen damals auch von einem Geist oder wenigstens, noch namenlos, von einer inneren Mitte. Es musste stets das **Empfindungsleben**, das **Gefühlsleben** betreffen. Das **Gemüt** in einem oder das empfindende Herz. Man empfand dieses in jedem Menschen Innenwohnende als innere Macht.

Die Gedanken dieser ersten Menschen, die darüber nachdachten, was in ihnen und um sie sich begab oder bewegte oder bemerkbar machte, kreisten vielleicht um folgende Bereiche:

Wie ist der menschliche Organismus beschaffen, wo verortet sich Seele? Was ist Bewusstsein? Woher entstammt das Denken? Was überhaupt ist Seele? Wieso denken Menschen, wieso fühlen sie? Woher kommt die Sprache? Wie erklären sich die Unterschiede von Intelligenz und Dummheit, wie die von Schönheit und Hässlichkeit? Gibt es einen allmächtigen Schöpfer und wie stellen wir uns einen solchen vor, wenn es ihn denn gäbe? Gibt es Weisheit? Was ist Sünde? Was ist das Gute und woher kommt das Böse? Weshalb empfinden Menschen Angst und Furcht? Was sind Gefühle? Gibt es Gerechtigkeit? Braucht es Rache? Braucht es die Sühne? Sollen wir bestrafen? Sollen wir verzeihen? Was ist Krankheit? Gibt es Geister? Was macht das Lebendigsein aus und wie oder wodurch unterschied es sich vom Tod? Wie kam das Leben in den Menschen hinein, wohin entschwindet es nach dem Tod? Wodurch unterscheidet sich der Mensch vom Tier? Woher kommen die Babys? Warum altert der Mensch? Was bedeutet der Mond am nächtlichen Himmel? Woher kommt die Sonne und wohin geht sie wieder? Weshalb gibt es Jahreszeiten?

Viele solche und weitere ähnliche Fragen stellten sich die frühen Menschen bereits am Anfang ihrer eigenen Bewusstwerdung und verlangten nach einer Antwort. Der Mensch lebte inmitten in und von der Natur und bemerkte, dass auch diese beseelt war. (Animismus) Er bemerkte, dass jede Pflanze und jedes Tier eine Beseelung haben musste.

Der Kampf ums Überleben, um genügend Nahrung, um eine erfolgreiche Fortpflanzung war voll im Gange von der Geburt an bis zum Tod. Die Existenz dieser frühen Menschen war tagtäglich bedroht. In seiner Grundexistenz war der prähistorische Mensch ein philosophisches Wesen, ein „**Homo philosophicus**"! Er wollte zwar wissen, konnte jedoch (anfänglich) nur glauben! Und er war auch ein forschendes Wesen, welches nach Erkenntnis strebte. Sozusagen also auch ein „**Homo gnosticus**", ein um Erkenntnis ringender Mensch.

Er verehrte und benötigte Wissen. Er liebte Erkenntnis. Er wollte hinter die Dinge sehen, wollte Wahrheit erkennen, er suchte nach Zusammenhängen. Er ereiferte sich, alles zu verstehen. Daher war er auch ein „**Homo intellectus**", ein nach Verständnis suchender Mensch. Er wollte erkennen, deshalb war er auch ein „**Homo cognitus**". Der Mensch war von Geist beseelt. Er war ein geistiges, denkendes Wesen. Sein Geist (Gottes) schwebte über den Wassern... Falls er damals bereits von einem Allmächtigen, einem Gott, einer höheren Macht wusste.

Es waren vermutlich besondere Menschen, kluge, wissbegierige, am menschlichen Schicksal Anteil nehmende Persönlichkeiten, die sich mit diesen Fragen beschäftigten. Aus ihnen erwuchs der Schamane. Oder die Schamanin. Oder anders gesagt: Hoffen wird inständig, dass Schamanen aus diesem Schlunde erwuchsen und keinem anderen. Hoffen wir, dass Schamanen nach Wissen strebende Menschen sind und keine der Macht und dem Einfluss und dem Reichtum folgende Menschen. Wehe, wenn Schamanen keine nach dem Wissen strebende Menschen sind, sondern nur religiöse Glaubensverbreiter, Scharlatane, Machtmenschen, Einflusshungrige.

Schamanen massten sich an, für ihre Mitmenschen und für sich selbst jene Fragen zu stellen und auch zu beantworten, die oben erwähnt sind. Bald definierten sie die Welt, in der sie lebten. Sie erlangten Definitionsmacht. Sie stiegen in ihrem gesellschaftlichen Ansehen empor und wurden bald von allen anerkannt als Helfer für ihre erkrankten Mitmenschen. Sie erhielten ihre Macht vor allem durch die Ohnmacht und durch das Nichtwissen und durch die unterwürfige Gläubigkeit und von der vom Unbekannten und Unheimlichen getriebenen Ur-Angst der Mitmenschen. Jedoch auch durch die magische Überlegenheit ihres Denkens. Schamanen bestimmten dadurch bald die Ordnung der Welt und erhielten Status und hohes Ansehen.

Schamanen tauchten ins Reich der Geister und Seelen ein um zu heilen und zu helfen. Das geschah in allen Erdteilen und eigenartiger Weise zur gleichen Zeit der menschlichen Entwicklung. Sie bedienten sich einer Reihe von Gegenständen, wie Amulette, Masken, Bildern, Holzfiguren, Stoffpuppen, Heilketten, Trommeln, Federn, Zähnen, Schädeln, Tierhörnern, Knochen, Kopfschmuck, Seelenfängern und vielen anderen mehr, aber auch des Nichtgegenständlichen, etwa des Tanzes, der Ekstase, des Gesanges, des Gebetes, des Rauches, der Rituale und der Magie. Sie wurden Vermittler und Vereiniger von Stofflichem und Nichtstofflichem, von Erde und Geist.

Heutige moderne Esoteriker, von denen hier ausdrücklich nicht die Rede ist und vor denen nachdrücklich gewarnt sei, kennen in ihren Praxen dieselben Mittel und Gebräuche wie damals die Schamanen und Priester sie bereits kannten. Im Gegensatz zur Frühzeit (also der Praxis der Steinzeit-Schamanen, vielleicht beginnend vor rund 25'000 Jahren) befinden sich diese heutigen, modernen, neoesoterischen „Praxis-Schamanen" in einer auffällig eingeengten und auf reinen Kommerz ausgerichteten „Degenerations-Spirale", die, so lächerlich sie dazu noch erscheinen, uns aufgeklärte Menschen für blöde und dumm verkaufen. Die meisten von ihnen verfügen kaum über eine Ausbildung und wenn doch, dann geht eine solche Ausbildung kaum über ein Wochenendseminar hinaus.

In Ländern wie Sibirien und Zentralasien, Korea, Süd- und Südostasien, auch Nordamerika, Mexiko, Südamerika, in der afrikanischen Sahara, in Australien und Ozeanien (Melanesien und Mikronesien) sowie im Polynesischen Raum hat der Schamanismus eine lange, teils tausendjährige Tradition, während hier in Europa (und der neuen Welt) die esoterischen Schamanenpraxen in den letzten 50 Jahren wie Pilze aus dem Boden schossen und darin gelangweilte Hausfrauen zu schamanistischen Hexen und Zauberinnen mutierten.

Die Wirkungsweise ihrer Einflussnahme auf Krankheiten und Probleme ist jedoch dieselbe geblieben, höchstens mit dem Unterschied, dass sie nicht nur um die Gesundheit ihrer Mitmenschen ringen, sondern oft eben um eigenen materiellen Reichtum (der oft aus dem Universum erbettelt wird), also um eigenen, selbstsüchtigen, beruflichen und geschäftlichen Erfolg und um Macht und gesellschaftlichen Einfluss. Und heute operieren mehrheitlich weibliche Schamanen. Diese Werte mögen gegenüber der Steinzeit sich verändert haben.

Heute wie früher beschäftigen sich die Schamanen und Neoesoteriker mit dem Geist des Menschen. Auch das Materielle geht über den Weg des Geistes. Nach wie vor ist Gesundheit und Krankheit das Hauptwirkungsgebiet ihres Tuns.

Schamanismus, das ist Trance und Ekstase, Seelen- und Krankheitsvorstellung. Das ist eine Art von Urreligion, ausgeübt von Priestern, Ärzten, Heilern und Zauberern. Schamanen sind die Entwickler von Glaubensvorstellungen. Sie haben Zugang zur Geisterwelt, glauben ans Jenseits, sind der Überzeugung, dass jede Krankheit durch einen Seelenverlust entsteht und verfügen über besondere Kräfte oder massen sich wenigstens an, zu glauben, dass sie über solche Kräfte verfügten. Schamanen haben und hatten religiöse und soziale Funktionen:

- Sie stehen in einer Beziehung zu Göttern und Geistern
- Sie fördern die Gruppenkohäsion und Gruppenharmonie
- Sie haben Divination (Die Vorausahnung), sind Seher
- Sie stellen den Kontakt zu den Seelen der Verstorbenen her
- Sie beeinflussen die Fruchtbarkeit und den Jagderfolg (Firma)
- Sie sind Wettermacher (Fruchtbarkeit der Böden etc.)
- etc.

Schamanen haben und hatten medizinische Funktionen:

- Sie eruieren die Ursache von Krankheiten
- Sie stellen die Diagnose
- Sie legen die Heilungsmethode fest
- Sie führen die Heilungsrituale durch.

Daher waren sie Ärzte oder Heiler, Seelsorger, Psychotherapeuten und Geistliche (Pfarrer) in einer Person. Eines ihrer wirkungsvollsten Mittel waren der Trance-zustand und die Ekstase. Das war eine traumartige Versunkenheit, ein Eintauchen in die Traumwelt, das war eine affektive Stimulation, eine Abnahme der Eigen-steuerung, ein sich Hineinfallenlassen in ein visionäres und religiöses Erleben.

Sie begaben sich auf eine Seelenreise, eine Astralreise, hatten Visionen und mach-ten mystische Erfahrungen, fielen in Besessenheit. Damit erreichten sie auch verschiedene Bewusstseinszustände. (Vorbewusstes, Bewusstes, Unbewusstes). Wichtig war jeweils der Kontakt zur Geisterwelt, zur Ahnenwelt, zum Jenseits.

Schamanen stellten eine Verbindung von der Seele und dem Körper her. Sie teilten die Seele in zwei Teile. (Es gibt auch Vorstellungen von drei verschiedenen Seelen. Der weltweite Schamanismus ist nicht einheitlich!) Die erste war die **Vitalseele**. Sie war vegetativ und animalisch. Beseelte den Körper und seine Kräfte. War jedoch ohne eigenen Willen. Bildete den Schutz vor Krankheiten. War das Gefäss für

Erinnerungen. Und wichtig: Sie konnte geraubt, entführt oder von anderen Mächten genommen werden.

Die zweite Seele war die **Atemseele**, sie war bewusst und von einem Willen gesteuert. Hatte Bewusstseln. Sie kontrollierte und regulierte.

Schamanen glauben ans Jenseits, welches sich im Himmel und in der Unterwelt verortet. Das Jenseits ist auch der Ort der Vergeltung. Es findet dort eine Inkarnation in die Tierwelt statt. Ins Jenseits kann man fliegen. In der dreiteiligen schamanistischen Welt fliegt der Schamane, von Vögeln und anderen tierischen Kräften begleitet, von der **Unterwelt** via **Mittelwelt** in die **Oberwelt**, sucht verbündete Geister und Kräfte, um die gestohlene Seele des (psychisch) Kranken wieder zurück in die Mittelwelt zu holen, um sie dem Erkrankten gesund wieder zurück zu geben.

Die (erste, frühe) Vorstellung von Krankheit ist eine zentrale Idee des Schamanismus. Für Schamanen ist Krankheit gleichbedeutend mit dem Verlust der Seele. Seele, so die Meinung, kann entführt werden, von guten wie von bösen Geistern. Umgekehrt kann auch ein fremder Geist in den dann erkrankten Menschen eindringen.

Der möglichen Entführung der Seele eines Menschen liegt begründet in seinem **moralischen Vergehen**. Dies ermöglichte die Entführung der Seele in eine irreale Welt, die als eine Art von Parallel-Universum zu verstehen ist. Der Schamane fliegt in Trance oder Exstase in diese irreale Welt – innerhalb des Weltenbaumes - um dort sich mit guten, hilfreichen Geistern zu verbünden oder diese zu unterwerfen, um dem ‚bösen' Geist die gestohlene Seele zu entreissen und sie dem Kranken zurück zu bringen. Damit war dann dieser geheilt.

Die schamanistische Funktion besteht also darin, in einer rituellen Vorbereitung die Götter und Geister anzurufen, ihnen Opfer darzubringen, ihnen die eigene Ergebenheit zu beweisen, worin auch die eigenen Ahnen um Mithilfe gebeten werden, um die verlorene Seele wieder einzufangen. Der Seelenflug der Schamanen diente dazu, in die Unterwelt zu reisen, um dort die verlorene, geraubte Seele zurück zu holen.

Der Schamane bedient sich eines farbenfrohen Kostüms und Schellentrommeln. Der schamanischen Vorstellung über unser Universum zufolge leben wir in der mittleren Welt. Dazu kommen noch zwei weitere Welten, die Unterwelt, also die unterirdische Welt und die obere, die himmlische Welt. Diese drei verschiedenen

Welten werden vom Weltbaum durchdrungen, seine Wurzeln nehmen in der Unterwelt ihren Anfang, der Stamm läuft durch die Mittelwelt und dessen Krone befindet sich in der Oberwelt. Darin wimmelt es von guten und bösen Geistern.

Eine genaue Definition von dem Begriff ‚Geist' lässt sich nirgends finden und kann hier daher nicht näher erläutert werden. Genau so wenig kann über die Unterscheidung zwischen ‚Geist' und ‚Seele' referiert werden. Auch Schamanen operieren mit unklaren Begrifflichkeiten, wie es im Grunde genommen auch die moderne Psychotherapie tut. Man lese Freud oder Jung zu diesem Thema!

Eine schamanistische Behandlung etwa geschieht auch durch das Aussaugen von bösen Geistern und Dämonen. Durch Trommelklänge, Töne, rituelle Handlungen, durch theatralische Bräuche, Worte, Musik, Gesang etc. können diese Geister ebenfalls vertrieben werden. Dies geschieht in einer schamanistischen Heilungssitzung.

Die Heilung selbst findet statt in der Partizipation, Kompensation, Transformation und in der Integration. Wie das der zu Behandelnde erreicht, bleibt jedoch noch immer ein Geheimnis.

Ziel ist es, ein Gleichgewicht aller Kräfte herzustellen.

Auch wenn der Vorgang der Genesung des Behandelten nicht vollständig geklärt ist – das gilt auch heute noch für die Psychotherapie – dann ist der Schamanismus das am frühesten entstandene und einigermassen bekannte **Heilungssystem der Menschheit**. Sein Anfang nahm dieses Heilungssystem vermutlich vor rund 25'000 Jahren, genau kann man auch dies nicht datieren. Höhlen- resp. Felsmalereien deuten hier und dort darauf hin. So zeigen sich auf diesen Bildern Darstellungen von Menschen, die in Tierhäute eingehüllt sind oder als Kopfaufsatz Geweihe oder Tierkappen tragen. Das könnte die Darstellung von Schamanen zeigen, allerdings trugen diese frühen Steinzeitbewohner ausschliesslich solche Tierfelle als Kälteschutz. Vielleicht sind die damaligen Menschen, so wie sie herum liefen und lebten, an den Höhlen- oder Felswänden abgebildet worden.

Die Steinzeitmenschen besassen sicherlich eine besonders enge seelische Verbindung zu den Tieren, bildeten sie doch ihre Hauptnahrung. Dass sie ihre wichtigsten Nahrungslieferanten verehrt haben mussten – im Gegensatz zum modernen Menschen, der seine tierische Nahrung meist aus den Lebensmittelgeschäften bezieht und nie eine Verbindung zum geschlachteten Tier hatte und es auch nicht eigenhändig töten musste – darf daher dringend angenommen werden.

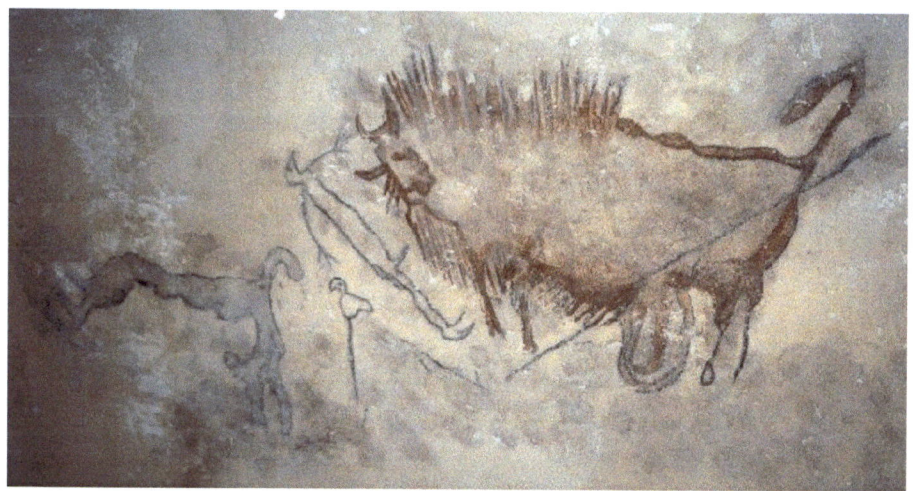

Durchbohrtes Wisent: Lascaux, Frankreich
Bildherkunft: http://www.hgnord.de/projekte/pro_hohlenmalerei.html

Die Höhle von Lascaux

Die jungpaläolithische Höhle von Lascaux liegt in Frankreich innerhalb des Départementes Dordogne in de Nähe von Montignac, etwa 2,5 Stunden weit östlich von Bordeaux. Sie und weitere Höhlen wurden im Jahre 1979 zum Weltkulturerbe der UNESCO ernannt. Berühmt ist sie wegen ihren prähistorischen Felsmalereien, die man als frühzeitliche Höhlenkunst bezeichnen kann.

Bei der Datierung dieser Kunst oder auch der ersten Besiedlung dieser Höhle war man sich nicht sicher. Einige vermuteten ein Alter von bis zu 35'000 Jahre b. C., andere meinten, sie sei jüngeren Datums.

Die Original-Höhle ist heute geschlossen, um die Farbmalereien vor feuchter und pilziger Luft zu schützen. Es sind mehrere Nachbildungen angefertigt worden, teils im Format 1:1. In und um die Höhe wurden Steinartefakte, Knochenwerkzeuge, Schmuck, tierische Überreste, Holzkohle, Pflanzenreste auch Speerspitzen, durchbohrte Muscheln und Lampen aus rotem Sandstein gefunden.

Die Menschen in prähistorischer Zeit nahmen an, dass jegliche Krankheit eine Disharmonie zwischen Mensch, Natur und Kosmos darstellt und dass diese zu beheben sei. Auch aus heutiger Sicht kann dies nicht als falsch betrachtet werden. Auch Schamanen nahmen an, dass es sog. Parallelwerten gibt. Menschen könnten jedoch nur ihre eigene Welt wahrnehmen, in der sie leben. Das Besuchen dieser Parallelwelten war für den Schamanen resp. für die Heilung des Kranken daher unerlässlich. Nach reichlicher Übung erlangten sie einen veränderten Bewusstheitszustand und mit Hilfe und Unterstützung von ‚Krafttieren' bereisten sie dann diese Parallelwelt. Ein ‚Krafttier' ist für den Schamanen ein Helfer, ein Lehrer und beschützender Begleiter. Ein solches würde alle Menschen ab Geburt begleiten, doch nur eine schamanische Reise ermöglicht die Verbindung zu diesem Krafttier.

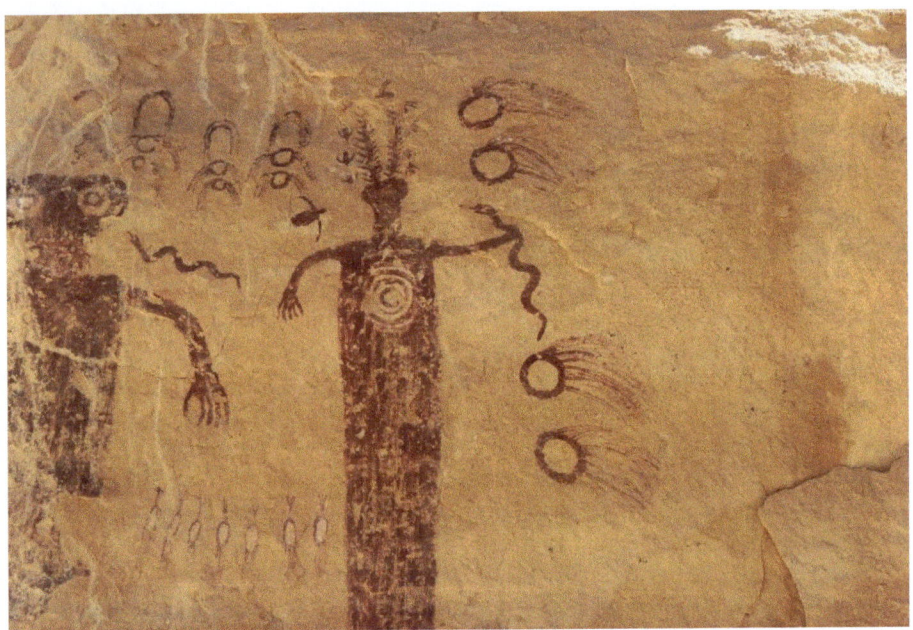

Bildherkunft: Head of sinbad, Utah, USA

Im Gegensatz zu Esoterikern mit einer gut gehenden schamanistischen Praxis haben Menschen mit durchschnittlichem Glauben eher Schwierigkeiten mit der Vorstellung, dass es Parallelwelten oder sog. elektrische (geomantische) Felder gäbe. Allerdings ist zu den Elektrofeldern zu sagen, dass die Prinzipien und Techniken von Funkstrahlen für Radio, TV, Mobil und Computer auf ebensolchen elektrischen Feldern beruhen. Diese jedoch rein menschlich, also ohne dazupassende Instrumente wahrzunehmen, ist zwar nicht unmöglich, jedoch schwierig. Immerhin gibt es Menschen, die von sich behaupten an Elektrosmog erkrankt zu sein.

Solche der Esoterik gegenüber skeptisch eingestellte Menschen zu beeinflussen dürfte noch um ein Weiteres schwieriger sein. Da helfen irgendwelche Steine oder Amulette, Magnete oder geweihte Wasser kaum.

Der Schamanismus will von solchen Parallelwelten wissen, zumindest vermutet man sie. Der Schamane besucht diesen Parallelraum in Trance und Ekstase und versucht eine schamanistische Seelenrückholung. Er vermutet abgespaltene Seelenanteile und will diese Seelenanteile wieder zurückholen und somit die Disharmonie wieder herstellen. Gemäss Schamanismus kann die menschliche Seele wie ein Puzzle in mehrere Seelenanteile unterteilt werden, resp. in einzelne Teile zersplittern (fragmentieren). Teile der Gesamtseele können sich abspalten. Die Psychiatrie als Wissenschaft untersuchte dies näher.

Der Begriff ‚**Schizophrenie**‘, den der Psychiater Eugen Bleuler eingeführt hat, besagt denn auch übersetzt ‚Spaltungsirresein‘. Das griechische Wort ‚schizo‘ meint ‚abgespalten‘, ‚Phrenie‘ wiederum meint ‚Zwerchfell‘ oder ‚Sitz der Seele‘.

Eine **dissoziative Identitätsstörung** (multiple Persönlichkeit) ist eine psychiatrische Erkrankung, die auch multiple Persönlichkeitsstörung genannt wird. Ein Kennzeichen dieser Krankheit ist die Aufsplitterung (des Ich, der Seele) in mehrere Persönlichkeitsanteile und der teilweise oder völlige Verlust der Erinnerung, wie auch eine Veränderung des Identitätsbewusstseins. Viele Betroffene begegnen resp. imponieren uns Mitmenschen, als hätten sie unterschiedliche Identitäten. Dies geht so weit bis zur Annahme, derselbe Mensch habe verschiedene Namen. Die dissoziative Identitätsstörung hat eine enge psychogene Verbindung zu einem heftigen traumatischen Ereignis, welches die Abspaltung eines Seelenteiles bewirkt.

Bei beiden Erkrankungen erkennt man eine Spaltung der Seele resp. Abspaltung von Teilen der Erinnerung oder eine Veränderung des Identitätsbewusstseins im Sinne einer Abspaltung oder Verdrängung. Der Schamane betrachtet genau dies als Zersplitterung der Seele in einzelne Teile.

Wichtig ist es jetzt, darauf aufmerksam zu machen, dass die Begriffe ‚Seele‘, ‚Identität‘, ‚Persönlichkeit‘, ‚Verdrängung‘ sich leider nicht so eindeutig und klar definieren lassen und damit somit unklar bis uneindeutig sind. Sie werden in der Psychiatrie häufig verwendet. So ist es auch beim Schamanismus, auch dieser kennt verschiedene Auffassungen, was Seele ist.

Der Schamane versucht also einen solchen abgespaltenen Seelenanteil zurück zu holen und in die frühere Gesamtseele wieder zu integrieren. Diese verblüffende Ähnlichkeit zur modernen psychotherapeutischen Arbeit macht den Schamanen zum ersten Seelenarzt der menschlichen Geschichte, der in diesem Sinne auch eine Nosologie kennt. (Krankheitslehre, Einordnung und Beschreibung einer Krankheit).

Ist der Schamanismus der Urvater, die Urmutter der modernen Seelenheilkunde, also der Psychiatrie und Psychotherapie? Könnte man dies behaupten?

Um auf diese Fragestellung näher einzugehen, gestatte ich mir, auf den nächsten Seiten einige Auszüge einer empfehlenswerten Arbeit des bekannten Schamanenforschers, Prof. Dr. Christian Scharfetter, Neurologe und Psychiater, anzufügen. Scharfetter ist eine Kapazität auf dem Gebiet der allgemeinen Psychopathologie (Forschung der klinischen Störungen, Ich-Störungen).

Schamanismus und Psychotherapie
Quelle: . aus: http://www.bewusstseinszustaende.de/index.php?id=8

Autor: Prof. Dr. Christian Scharfetter

‚Der Schamane ist in der präsäkularisierten Gesellschaft weltweit eine zentrale Gestalt mit wichtigen Funktionen. Der Schamane, die ursprüngliche Heilsgestalt der Völker, der Medizinmann, ist keineswegs nur Diagnostiker und Therapeut für bestimmte Krankheiten, sondern hat eine Fülle von Aufgaben, die weit darüber hinausgehen. Er ist Opferpriester und Orakeldeuter, Seher und Prophet, Magier und Schicksalskundiger. Er ist der geisterbeherrschende Seelsorger, der die Seelen der Verstorbenen ins Jenseits führt, der verirrte Ahnengeister in ihre Heimstatt zurückbringt, der von Geistern verschleppte Seelen suchen und bergen kann. Er kann auch der Zauberer und Hexenmeister sein, der Jagdglück und Wetter beschwört. Er ist als Priester bei der Geburt und im Wochenbett da und weiht das Neugeborene in der Taufe. Der Schamane ist Künstler, der »erste uns fassbare schöpferische Mensch« (Lommel 1965): Er ist Sänger und Dichter von Hymnen, Dramen und Gebeten, er ist Komponist, Tänzer, Musiker, Schauspieler (Nioradze 1925; Lommel 1965; Findeisen 1957). Der Schamane bewahrt und lehrt die Stammestraditionen und nimmt auch politischen Einfluss auf seinen Stamm.

...

Des Schamanen diagnostische und therapeutische Tätigkeit ist nur eine von vielen Funktionen, die von diesem Mittler der kosmischen Ordnung für seine Gesellschaft geleistet wird. Dass der Schamane Einblick in den Kosmos hat, also über die alltägliche Realität hinaus sieht, und dass er dort wie hier wirksam werden kann, verdankt er seiner Fähigkeit, selbsttätig in aussernormale Bewusstseinszustände einzutreten, damit aus dem alltäglich-gewöhnlichen Bereich der Realität auszutreten und in andere, kosmisch-universale Seinsschichten einzudringen, ja mehr noch: dort aktiv tätig zu werden für die Wiederherstellung und das Bewahren der Harmonie. Damit ist des Schamanen Begabung für paranormale Bewusstseinsweisen angesprochen. Der Schamane ist der Spezialist der Trance (Eliade 1975), der Meister der Ekstase (Eliade 1975).

Diagnose und Heilung beim Schamanisieren beruhen auf einer spiritualistisch-animistischen Krankheitstheorie. Es gibt im Wesentlichen zwei Krankheitsursachen: Verlust der Seele oder das Eindringen pathogener Geister, materialisiert als entfernbare Gegenstände (Eliade 1975;

Nioradze 1925). Zum Schamanisieren versetzt sich der Heiler in Ekstase und erfährt dann die Krankheitsursachen von seinen Hilfsgeistern. Wenn die Seele verloren gegangen ist oder sich verirrt hat, so muss er sie suchen und zurückbringen, oft in weiten gefahrvollen Reisen in die Unterwelt, zu den Herren der Krankheit (Eliade 1975). Häufig kann der Medizinmann die Krankheit auch in einer materialisierten Form lokalisieren und dann extrahieren, zum Beispiel durch Aussaugen, durch Herausreissen in chirurgischer Magie, Entfernen aus dem Leibesinneren, durch die Haut, aus den Augen, der Stirn des Kranken. Dann kann er »die Krankheit« auch »vorweisen«: Als Stein, Haar, Feder, Blut, Fleisch, Tierdarm, Wurm, seinen eigenen Speichel.

...

Die Unterweisung des Schamanen erfolgt in seinen Ekstasen (in seinen Trancezuständen), in seinen Träumen und in einer zum Teil Jahre währenden Schulung durch ältere Schamanen in Kosmologie, Mythologie, Religion, spiritueller Theorie, Genealogie der Geister. Dabei lernen die Schamanen die Techniken der Ekstase und des manipulativen Umganges mit den Geistern.

...

Im Zentrum der schamanistischen Rituale steht die Ekstase, der Trancezustand Es ist dies ein partieller oder vorübergehend auch totaler Austritt aus dem Tages-Wach-Bewusstsein und der menschengemeinsamen Realität. Im psychiatrisch-psychologischen Sinne ist es ein dissoziierter Zustand, weil wenigstens partiell auch noch Realitätsbewusstsein für die mitmenschlich gemeinsame Realität der Umgebung vorhanden ist, weil eine Beziehung zu den Umgebungs-personen möglich i s Gleichzeitig ist der Schamane offen für die Geisterwelt, kann Geister herbeirufe! sie um Hilfe ersuchen, sie aber auch beschwören und bannen. Er ist offen für »ausserweltliche« Wahrnehmungen, submarginale und transmarginale Perzeptionen (Findeisen 1957). In einem Teil der Ekstasezeit ist eine volle oder partielle Selbstkontrolle und Eigenaktivität noch möglich, auf dem Höhepunkt der Ekstase kann aber der Schamane in einen kataleptisch starren Zustand verfallen, aus dem er ohne fremde Hilfe nicht mehr heraus kommt.

...

In einem einfachen Ritual geht die »Austreibung« des Dämonen so vor sich: Auf dem Boden wird mit Reiskörnern ein Yantra, ein magisches Quadrat mit Diagonalen, ausgelegt. An den vier Eckpunkten und in dem Schnittpunkt der Diagonalen wird je eine Kokosnuss und Blumen, Räucherstäbchen, Weihrauch und ein Öllämpchen aufgelegt. In einer Räucherpfanne daneben wird Holzkohle glühend gehalten und immer wieder mit Weihrauch bestreut. Der Therapeut spricht und singt mit mantraartigen Wiederholungen, mit weitausholenden Armgebärden und Tanzschritten vor dem Yantra und vor dem daneben sitzenden oder liegenden Kranken. Dann setzt er sich rezitierend vor das Yantra, entnimmt seiner Hand durch Nadelstich Blut und gibt je einen Tropfen davon auf die Pole eines angewärmten Hühnereis. Dieses wird dann auch eingeräuchert. Nach längerem Singen legt sich der Therapeut auf einer Matte nieder. Unter die

Matte werden zwei Querstangen geschoben. Dann wird er von Gehilfen aufgehoben und einmal um seine Achse gedreht. Dann liegt der Therapeut ausgestreckt am Boden, hält das Ei zwischen erster und zweiter Zehe des rechten Fusses fest. Nun versetzt er sich willentlich in einen Ausnahmezustand: er keucht, überatmet, macht Atempausen, knirscht mit den Zähnen, schäumt mit dem Mund, ballt die Fäuste, stöhnt, inhaliert wiederholt dichte Weihrauchdämpfe (ohne dabei zu husten). Seine Augen sind fest geschlossen. Der Kopf geht zeitweise ruckartig hin und her, fast einem Beginn eines epileptischen Anfalles ähnlich. Dann drückt es ihm den Kopf nach hinten, und der ganze Körper wird steif und starr. Die Gliedmassen können nun weder vom Therapeuten selbst noch von den Umgebungspersonen mehr gebogen werden, auch nicht mit grosser Kraftanstrengung. Die Pupillen sind dabei mittelweit und reagieren normal auf Licht. Die Sehnenreflexe sind nicht auslösbar, der Fußsohlenreflex mit minimaler Zehenbeugung vorhanden. Die Bauchdecken sind weich. In dieser Starre verharrt der Therapeut etwa eine halbe Stunde. Länger als 45 min darin zu verbleiben ist für ihn gefährlich. Er kommt nicht mehr von selbst aus dem Starrezustand heraus. Nach der angegebenen Zeit träufelt ihm sein Gehilfe ein mit scharf riechenden Essenzen versetztes Gebräu ins Gesicht und auf die Zunge. Die Atmung wird regelmässiger. Arme und Beine sind weiterhin völlig starr. Und nun machen sich vier starke Männer an die Arbeit, und ihnen gelingt es mit vieler Mühe und nach langer Anstrengung, zunächst die Arme, dann die Beine des Therapeuten in Ellbogen und Knie zu beugen. Damit ist der Bann gebrochen, der Therapeut ist wieder Herr über seine eigene Motorik, setzt sich sichtlich erschöpft auf. Er trinkt den Rest der Essenz und nimmt nun das bisher mit dem rechten Fuss gehaltene Ei in die Hand. In diesem Ei ist nun durch die Kraft des Therapeuten der Dämon. In dem psychischen Ausnahmezustand, durch die Beschwörung des Singens und Räucherns vermochte der Therapeut den Dämon aus dem Kranken herauszureissen und in die mittlere (in dem Diagonalenschnittpunkt gelegene) Kokosnuss zu verbannen, von dort durch Berührung, durch Räucherung und weitere Beschwörungsformeln in das Ei. Das Ei wird nun vom Therapeuten an einer Dreiweggabelung über den Kopf nach hinten geworfen und zerbricht. Der Dämon kann entweichen.'

Als weitere Beschäftigung mit dem Schamanismus sei auch die Lektüre von Hermann Hesse empfohlen: Der Lebenslauf des Josef Knechts ‚der Regenmacher' im Roman Glasperlenspiel.

Kräuter, Heiler und Heilpflanzen: Übergang zum Stofflichen...

Ein wichtiges Element, nebst der Trepanation und dem Schamanismus, muss noch gesondert erwähnt werden. Bereits der Mensch der Frühzeit bediente sich dieses Elementes: der Kräuter und Heilpflanzen.

Dies war eine innere Abkehr vom glaubensmässigen, magisch-, beschwörenden Erbittens und religiösen Anrufens höherer Mächte um Hilfe und Beistand für körperliche, seelische und soziale Probleme. Diese Abkehr war jedoch nicht eine entweder/oder Situation, sie umfasst eher das sowohl/als auch. Selbstverständlich wandte sich der ‚prähistorische' Mensch nicht von seinem Schamanismus-Glauben ab, weder von Dämonen, noch von bösen Geistern, noch von seinen

Ahnenideen, sondern praktizierte diesen glaubenden Schamanismus noch Jahrtausende lang weiter. Parallel dazu stellte er sich auch der Welt der Pflanzen und Mineralien, sowie der Luft, des Wassers, der Sonne und des Windes.

Menschen, die mit der Natur im Einklang sind, leben mit ihr und in ihr. Sie ernähren sich von ihr. Eine gute Ernährung war entscheidend für den Fortbestand der eigenen Spezies, der eigenen Sippe. Menschen waren vermutlich einst reine Pflanzenfresser, mit einem Gebiss, welches eingestellt war auf Früchte, Pflanzen und Samen der Natur und einem guten Sensorium für Süsses, Saures, Bitteres und Salziges. Fleischesser wurden sie erst viel später, als sie endlich Jagd auf Tiere machen konnten. Dazu mussten sie jedoch erst den schützenden Baum verlassen.

Die Wirkung von pflanzlicher Nahrung auf den Körper konnten sie nach dem Verzehr resp. Genuss selber an sich beobachten: manche Pflanzen und Früchte wirkten auf das Verdauungssystem, etwa in der Beschleunigung der Ausscheidung (Durchfall). Andere Pflanzen erreichten das Gegenteil. Einige führten zu Erbrechen oder entfalteten eine schmerzstillende (analgetische) Wirkung. Wiederum andere bewirkten ein unerklärliches, psychisches Phänomen: Halluzinationen und Delirien. Einige besassen eine ‚adstringierende' Wirkung, also eine zusammenziehende resp. blutstillende Wirkung. Wieder andere entfalteten eine fieberfördernde oder fiebersenkende Wirkung. Wieder andere führten eine wohlige Beruhigung bei.

Es mochten meist Frauen gewesen sein, die sich für diese pflanzlichen Eigenschaften, für Heilkräuter und Strauchblätter interessierten und sich über die Wirkungen verschiedenster Pflanzen Gedanken machten und diese untereinander austauschten. Bald war die Heilerin geboren, vielleicht anfänglich eine schamanistische Heilerin. Es war auch die Geburt des Medizinmannes, des Heilkräuterkundigen. Weibliche Schamaninnen stellte man gerne in den Bereich der Hexen, männliche eher weniger in den des Hexenmeisters.

Befunde von uralten Neandertalergebissen lassen die Vermutung zu, dass vor rund 50'000 Jahren oder noch weiter zurück, Menschen die Schafgarbe als Heilpflanze nutzten. Da die **Schafgarbe** (Achillea millefolium) mit Sicherheit nicht täglich auf dem Speiseplan erschien, weil sie mangels Nährwert nicht zur normalen Kost gehören konnte, musste ihr damals, von ihrer adstringierenden (krampflösend) und antiseptischen (bakterienfeindlich) Wirkung her, die gezielte Verwendung als Heilpflanze zugeschrieben worden sein.

Aus heutiger Sicht ist die Schafgarbe, die auch als Frauenkraut bezeichnet wird, für verschiedene, weitere Indikationen bekannt. Nebst der Beruhigung und Entspannung, der Wundheilung, der Entzündungshemmung, der Durchblutungs-förderung, der positiven Wirkung auf die weibliche Menstruation, wirkt sie auch krampflösend, schleimlösend, blutstillend, schmerzstillend und eben auch ent-spannend und adstringierend (krampflösend). Weiter wird ihr auch eine Wirkung als Diuretikum zugeschrieben. Auch soll sie behilflich sein bei Magen-, Darm- und Gallenstörungen.

Heute wird sie empfohlen zur Behandlung von Nasenbluten, von inneren Blutun-gen, zur Wundversorgung, zur Beruhigung der Seele, gegen Kopfschmerzen und Migräne, zur Entkrampfung bei Blähungen, zur Verdauung und Förderung des Gallenflusses, sowie bei Krampfadern und Hämorrhoiden.

Von der vermutlich einstigen adstringierenden Wirkung, die die Neandertaler der Schafgarbe zuordneten, sprechen moderne, oft esoterisch veranlagte Menschen, aber auch Homöopathen und Kräuterfeen, derselben Pflanze bereits eine recht breite Palette an Indikationen zu, was vielleicht erstaunen mag.

Nebst der Schafgarbe kannte man in der Urzeit auch die Wirkung der **Kamille**, die sog. Acker-Hunds-Kamille (Anthemis arvensis). Das in der Kamille enthaltene Azulen wirkt entzündungshemmend. Ihre Hauptwirkung also: entzündungs-hemmend (antiphlogistisch, antiinflammatorisch), auch antibakteriell und krampflösend. Auch die Kamille war ein damals bekanntes Heilmittel.

Archäologen fanden in Gräbern Heilpflanzen als Totenbeigaben auch:

- **Eibisch** hilfreich bei Erkrankungen der Atemwege und des Verdauungstraktes
- **Meerträubel** lindert Husten und Erkältungsbeschwerden
- **Traubenhyazinthe** harntreibend und entwässernd

Man kaute beispielsweise auch **Orchideenknollen** bei Verdauungsproblemen oder zur Wiederherstellung der Zeugungskraft.

Die **Weidenrinde** wurde damals ebenfalls medizinisch gebraucht und noch Jahr-tausende später verwendeten Hippokrates von Kos, Dioscurides und auch der römische Gelehrte Plinius der Ältere die Weidenrinde als Arznei.

Erst im frühen 19. Jahrhundert gelang es Chemikern, den Hauptwirkstoff dieser Rinde zu entdecken und zu isolieren. Es war das Phenolglucosid Salicin, der

Grundstoff der Salicylsäure, heute bekannt als ‚Aspirin'. Es war das allererste industriell produzierte und abgepackte Medikament der Welt.

Der Chemiker Felix Hoffmann synthetisierte in einem Labor der deutschen Firma Bayer aus der Salicylsäure die Acetylsalicylsäure (ASS), mit weniger drastischen Nebenwirkungen. Es entsprach in der Wirkung der Weidenrinde.

Die Azteken Südamerikas gewannen aus der **Rinde des Lapachobaumes** Tee, der als entzündungshemmend gilt. Azteken kannten auch das **Pulque**, ein alkoholisches Getränk aus fermentierten **Agaven**.

Die **Wurzelrinde des Iboga-Strauches** als als Aufputschmittel. Das afrikanische **Buchu-Kraut** wurde verwendet bei Verdauungs- und Harnwegsproblemen.

In Südamerika verwendete man das **Ipecacuanha-Kraut** (Brechwurz) als Brechmittel. **Blätter des Kokastrauches** galt als Stimulans, aus ihnen wurde auch Kokain gewonnen. Die Schamanen verwendeten ein Gemisch aus Kräutern als Zaubertrank, um mittels der Trance mit den Geistern in Kontakt zu treten. Sie kannten weitere halluzinogene Pilze oder Knollen.

Man kannte Kräuterwickel zur Behandlung offener Wunden. Knochenbrüche wurden gerichtet und mit Tongips fixiert. Bohrköpfe aus Feuerstein wurden im pakistanischen Mehrgarh bereits vor 9000 Jahren angewandt. Französische Forscher fanden mit Feuersteinspitzen behandelte Backenzähne. Als Zahnfüllung könnten die Mediziner damals Bienenwachs verwendet haben.

Es mag erstaunen, dass der Mensch als Spezies bereits vor einer Million Jahren in der Lage war, das Feuer für sich zu nutzen. Zu dieser Zeit hatte die erst vor wenigen Jahren neu entdeckte Hominiden-Art Australopithecus sediba aus Malapa in Südafrika unter anderem Baumrinde, Blätter, Früchte und Seggen (ein Sauergrasgewächs) im Nahrungsprogramm. Das Feuer musste dem Australopithecus vor allem als Wärmelieferant, jedoch noch nicht zur Zubereitung von rohem Fleisch dienlich gewesen sein. Noch wissen wir dies jedoch noch nicht genau.

Weitere Pflanzenfunde aus der Steinzeit sind Labkraut, Brennnessel, Spitzwegerich, Schlafmohn, Beifuss, Vogelknöterich, Holunder, Eisenkraut. Die medizinischen Wirkungen waren vielfältig.

Bereits vor Ötzis Zeiten schmückten sich die Menschen, kümmerten sich liebevoll um ihre Kranken und begruben und betrauerten ihre Toten. Sie waren überaus intelligente und medizinisch orientierte Wesen.

Angesicht dieser verschiedensten Gebrechen, Krankheiten und parasitären Geisseln, die den prähistorischen Menschen peinigten, ist es nicht verwunderlich, dass man nicht nur Geister und Dämonen anrief, sondern sich auch bereits ein recht umfangreiches, medizinisches Wissen aneignete.

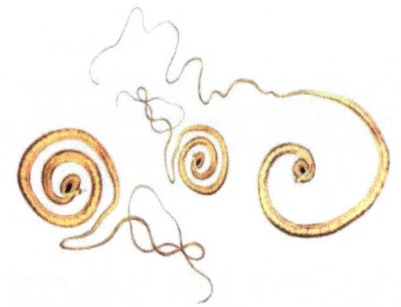

Ötzi, eine 5300 Jahre alte Mumie, trug eine Medizintasche bei sich, in der man den Pilz **Birkenporling** (Piptoporus betuinus) fand. Ihm wird eine sowohl abführende wie antibiotische Wirkung nachgesagt.

Ötzis Darm war mit dem Peitschenwurm befallen. Nebst unangenehmen Bauch- resp. Darmempfindungen verursachte dieser Parasit auch Schleimhautschäden, Entzündungen und Blutungen und nebst Verdauungsbeschwerden und Blähungen konnte er auch Durchfall und Erbrechen herbeiführen. Einmal von diesem lästigen Parasiten befallen, war man geschwächt und wurde ihn kaum mehr los. Deswegen waren Ötzi alle Mittel einzunehmen recht, die Linderung versprachen.

Ötzi war an mehreren Körperstellen tätowiert. Es fanden sich bei ihm rund 50 **Tätowierungen** in der Nähe von Knochen- und Gelenksveränderungen, die wie **Akupunkturpunkte** wirken mussten (Schmerzlinderung).

Ägypten, China und Griechenland

Ägypten (Mesopotamien, Sumerer, Babylonier)
Sumerer, Babylonier, Assyrer bildeten damals ebenfalls Hochkulturen. Über sie ausführlich zu berichten, würde die Darlegungen über die historische Medizinentwicklung jedoch ausweiten. Deshalb nur kurz über die **sumerische Steintafel aus ca. 2100 v. Chr.**, die eine uralte Rezeptsammlung der Medizin enthält. Noch frühere Hinweise finden sich zwar auch auf rund zehntausend Jahre alten Tontafeln oder eher Tafelfragmenten aus Ausgrabungen im alten Mesopotamien, auf dem Gebiet des heutigen Irak. Bekannt waren chirurgische Eingriffe, Behandlungen wegen dem grauen Star, einem weit verbreiteten Augenleiden. Ebenso die Behandlung durch Kräuter und Diäten und mittels chirurgischen Eingriffen.

Interessant war, dass die Sumerischen Ärzte ihre Patienten zu ihrem moralischen Lebenswandel befragten, was auf Religiöses hindeutet: Hast du gelogen? Hast du betrogen? Hast du Ehebruch begangen? Hast du Zwietracht gesät?

Denn man glaubte damals, dass diese Unmoral via Unbewusstes und via einem damals offenbar religiös begründetes **psychosomatisches System** ein energetisches Ungleichgewicht in der Seele des Menschen bewirke, welches in Krankheit münde. Ein recht interessanter Ansatz, den bekanntlich auch die frühen Chinesenärzte kannten. (Traditionelle chinesische Medizin)

Interessant ist dabei die Verbindung von Körper und Psyche und ihre gegenseitige Beeinflussung. Der Krankheit unterlag aus sumerischer Sichtweise ein Problem mit der Moral, resp. mit dem moralischen Lebenswandel. Hier ist auch der Begriff der Sünde schnell im Spiel. Die Verbindung von Moral und Religion ist – auch heute noch - eng, ist doch die Sünde eine zentrale Komponente mehrerer Religionen, auch etwa innerhalb der des Katholizismus.

Die Steintafel belegt, dass sich die Sumerer gut auskannten mit chemischen Substanzen, Salben und Drogen und interessant ist, dass Religiöses darauf fehlt.

Trotzdem darf man sich die sumerische Medizin nicht vorstellen ohne das Wirken eines böswilligen Dämons und auch nicht ohne die Koexistenz einer Magie, denn eine rein biologische Sichtweise war angesichts der damals herrschenden medizinischen Kenntnisse (Anatomie) noch unmöglich. Auf jeden Fall arbeiteten die Ärzte eng zusammen mit religiösen Beschwörern und Exorzisten, die die Krankheit des jeweiligen Patienten gemeinsam bekämpften. Die sumerische Medizin war durchwoben mit Götterglauben, Dämonenfurcht und Beschwörungen.

Sündhaftes Verhalten, so glaubten die Sumerer, führe die Ungnade der Götter und die Macht und Einflussnahme der Dämonen herbei. In ihren Vorstellungen hatten die Dämonen die Macht, die sündhaften Menschen mit Krankheiten zu bestrafen. Durch Opfergaben und mit rituellen Beschwörungen versuchten die Ärzte, die ja oft auch Medizin-Priester waren, die Gunst und Hilfe der Götter zu wecken. Die Austreibung der Dämonen war die wichtigste Arbeit der sumerischen Ärzte. Die somatische Einflussnahme, also die Behandlung der körperlichen Symptome, stand dagegen eher an zweiter Stelle.

Die Sumerer kannten denn auch drei Arten von Ärzten:

1. Die Exorzisten (*masmassû*) reinigten die Patienten mit Beschwörungen und und Ritualen
2. Die Wahrsager (*barû*) sagten den Verlauf der Krankheit mit Hilfe der Hepatoskopie voraus. Hepar bezeichnet die Leber, Skopie die Schau, also die Leberschau.
3. Der Arzt (*asû*) stellte eine konventionelle (weltliche) Diagnose und verschrieb entsprechende Arzneien.

Ein Arzt kannte damals immerhin rund 250 Heilpflanzen, eine gehörige Menge, dazu kamen 120 Mineralien, ebenfalls als Arznei genutzt sowie etwa 200 weitere Substanzen. Er kannte Zutaten wie Alraune, Bilsenkraut, Leinsamen, Belladonna, auch gemahlene Gecko (Echsenart) oder Rabenblut. Man behandelte damit etwa Epilepsie (Fischöl mit Zedernkraut) und viele weitere Krankheiten.

Immer wieder mussten die Ärzte Wunden versorgen, sei es durch Kriege oder Scharmützel oder durch die in der Arbeit beigefügte. Sie kannten sich darin recht gut aus, wussten sie doch, dass es Infektionen zu verhindern galt, welche sie mit einer Mischung an Sesamöl, Honig und Alkohol bekämpften. Sie waren in der Lage, Krankheiten wie Epilepsie oder Tuberkulose recht präzise zu beschreiben und versuchten diese zu behandeln. Sie verfügten ebenfalls über Kenntnisse von ansteckenden Krankheiten und verfügten bei Bedarf Quarantänemassnahmen. Die Mesopotamier führten Augenoperationen (Star) mit Bronzenadeln durch.

Interessanterweise waren die Anatomiekenntnisse der Sumerer und Mesopotamier dabei eher bescheiden, denn die Obduktion kannte man nicht, sie war durch religiöse Vorstellungen tabuisiert oder verboten. Dagegen kannte man selbstverständlich die tierische Obduktion, denn die geschlachteten Tiere mussten zum Verspeisen vorgängig in ihre Einzelteile zerlegt werden. Die Leber eines Schafes etwa wurde verwendet zur Diagnose (durch Heparoskopie) oder wurde gegessen.

Während man die tierischen Organe kannte, wagte sich jedoch kaum jemand an die menschlichen Innereien.

Interessant für diese antike Zeit war die Erschaffung des Rechts und der Rechtssprechung, die Beispielsweise auch die Arbeit der Ärzte und Medizinpriester mit einschloss.

Der Prolog gehört zum Codex des Königs Hammurapi und wird heute als wichtiges literarisches Werk des Alten Orients angesehen.

Er wird in drei Sinnabschnitte aufgegliedert und zwar in einen:

1. Theologischer Teil,
2. Historisch-Politischer Teil,
3. Moralisch-ethischer Teil.

Wobei der theologische Teil von der göttlichen Legitimation des Königs zu diesem Gesetz Auskunft gibt und dass die Stadt Babylon zum Zentrum der Welt bestimmt worden ist. Der Codex hat zum Ziel, dass im Land eine gerechte Ordnung hergestellt wird und dass die Unterdrückung der Schwachen beendet wird und es allen Menschen des Staates gut gehen soll.

Im historisch-politischen Teil dieser Tontafel stellt sich der König selber dar, seinen Werdegang, seine grossartigen Taten in Städten und Heiligtümern.

Im moralisch-ethischen Teil stellt er seine Abstammung dar und verweist auf den dadurch legitimierten Führungsauftrag, der ihm zukommt, Recht und Ordnung aufzubauen und durchzusetzen.

Im Gesetzesteil, der etwa das Verkehrswesen, die Landwirtschaft und das Schuldrecht betraf, folgten Regelungen zum Straf- und Familienrecht, auch Gesetze über die Schifffahrt, über Miet- und Dienstverhältnisse sowie über die Sklaverei und Knechtschaft.

Eigentumsdelikte wurden geahndet, Körperverletzungen bestraft.

Das Vermögensrecht wird besprochen, sowie auch das Erbrecht.
Die Stele des Hammurapi gliedert sich in zwei Teile: in das öffentliche Recht (Ordnung) und in das Privatrecht.

Für die verschiedensten Vergehen wurden Todesstrafen verhängt, Hände abgehackt, oft nur Vermögensstrafen vorgesehen.

Ein wichtiges Recht betraf die Ehe und die Sexualität. Beispielsweise wurde die sexuelle Treuepflicht der Ehefrau gefordert und bei Widerhandlung entsprechend bestraft. Erwähnt wird die Unterhaltspflicht des Ehemannes sowie dessen Sorgepflicht. Aufgeführt wird auch eine Reihe von Straftatbeständen im sexuellen Bereich oder die Möglichkeit zur Auflösung der Ehe geregelt.

Interessanterweise wurde die Arbeit des Arztes ebenfalls gesetzlich geregelt. So wird im Gesetz Nr. 206 erwähnt: ‚Schlägt ein Mann während eines Streits einen anderen und verwundet ihn, dann wird er schwören: "Ich habe ihn nicht wissentlich verletzt", und die **Ärzte** bezahlen.'

Im Gesetz 215 heisst es: ‚Wenn ein **Arzt** mit einem Operationsmesser einen grossen Schnitt durchführt und heilt oder wenn er mit einem Operationsmesser einen Tumor (über dem Auge) öffnet und das Auge rettet, erhält er zehn Schekel Geld.'

Der Arzt selber wird bestraft, wenn er eine Person durch eine Operation tötet. Im Gesetz 218 heisst es: ‚Wenn ein **Arzt** mit dem Operationsmesser einen grossen Schnitt macht und ihn tötet oder mit dem Operationsmesser einen Tumor öffnet und das Auge ausschneidet, werden seine Hände abgeschnitten.'

Milder wird ein Arzt bestraft, wenn es sich beim Operierten nur um einen Sklaven handelt: ‚Gesetz 219. Wenn ein **Arzt** beim Sklaven eines befreiten Mannes einen grossen Schnitt macht und ihn tötet, soll er den Sklaven durch einen anderen Sklaven ersetzen.'

Bei einer gelungenen Behandlung zahlt der Patient dem Arzt: ‚Gesetz Nr. 221. Wenn ein **Arzt** den gebrochenen Knochen oder den erkrankten weichen Teil eines Mannes heilt, muss der Patient dem **Arzt** fünf Schekel Geld zahlen. Und im Gesetz Nr. 222: Wenn er ein befreiter Mann wäre, muss er drei Schekel bezahlen.'

Den Schluss bildet der Epilog. In ihr wünscht der König, dass seine Gesetze verwirklicht werden und dass jeder ihm ehrenvoll gedenke. Es folgen Ermahnungen an künftige Herrscher, diese Rechtssätze zu bewahren und nicht zu verändern. Das Ende bildet eine lange Sammlung von Fluchformeln, die sich gegen jede Person richtet, die diesen Gesetzen und Ermahnungen nicht folgt.

Wo befand sich die Medizin im alten Ägypten zur Zeit der Pyramiden? War sie noch tiefster Aberglaube oder entwickelte sie gewisse disziplinarische Eigenständigkeiten? Gewiss ist, auch für die alten Ägypter waren sowohl die Medizin als auch ihre Heilungsversuche untrennbar mit der Religion verbunden. Etwas dem Menschen übergeordnetes musste sein. Die Welt der Götter etwa, die Vorstellung einer göttlichen Ordnung musste angerufen und um Hilfe gebeten werden. Der Mensch resp. der damalige Mediziner konnte höchstenfalls Vermittler sein, Ausführender der aus dem Gottesgebäude empfangenen Botschaften.

Allerdings schrieben die altägyptischen Ärzte bereits Handbücher über medizinische oder chirurgische Kenntnisse. Zu den Behandlungen gehörten untrennbar immer noch Magie, Zauberspruch und Gebet.

Abgesehen davon, dass man auch noch in der nahöstlichen Antike Trepanationen durchgeführt hat (in Ägypten weniger als in der Steinzeit), weisen immerhin einige Behandlungsformen auf eine Therapie des Irrsinnes hin.

Papyrusschriften aus dem Ägypten des 3. Jahrtausend v. Chr. geben zwar nicht eine direkte Beschreibung, zumindest einen Hinweis, dass ägyptische Ärzte ebenfalls Schädel durch Trepanationen öffneten. Immerhin wurden einige wenige einbalsamierte Mumien ausgegraben, die auf Schädeltrepanationen im alten Pharaonenreich schliessen lassen. Solche Funde sind nur spärlich vorhanden.

Offenbar hatte man sich zu diesem späteren Zeitpunkt, Jahrtausende nach den neolithischen Trepanationen, nicht mehr unbesehen an chirurgische Schädelöffnungen zu medizinischen und therapeutischen Zwecken gewagt. Mag sein, dass auch hier die herrschende Gottesvorstellung einen solchen Eingriff in den menschlichen Körper verbot. Religiöse Vorstellungen prägten bereits damals das alltägliche Leben, sie reichten bis in die tägliche Medizin hinein.

Es mag erstaunen, dass im Neolithikum mehr Schädel trepaniert wurden, als im (moderneren) jüngeren, antiken Ägypten mit seinen ungeheuren kulturellen sowie natur- und geisteswissenschaftlichen Leistungen. Man denke nur an die monumentale und ausgeklügelte Architektur, an die Kunst, an Mathematik und Geometrie, an Staats- und Kriegsführung. Die alten Ägypter entwickelten im Vergleich zum Menschen des Neolithikums auch eine weitaus ausgeklügeltere und treffendere Sprache. Zudem waren die Pharaonenreiche gut organisiert, die Kulturen und die Religionen erfuhren einen Höhepunkt.

Zu einer hoch entwickelten Kultur gehört in der Regel auch eine gut entwickelte Medizin resp. Heilkunst. Auch die geschriebene Sprache spielt darin eine gewichtige Rolle. Interessant ist, dass in den ältesten medizinischen Papyri (altes ägyptisches Reich) noch relativ wenige magisch-mystische Elemente vorkommen. Offenbar waren die Religion und das Priestertum gewisser Gebiete erst in Entwicklung, denn diese magischen Elemente (Zauberformeln, Zaubersprüche, Zauberpraktiken) findet man erst ab der Zeitepoche des mittleren und neuen ägyptischen Reiches. Dafür wurde die **Magie** in dieser Zeit der älteren Dynastien umso häufiger angewandt.

Bald wurde die ägyptische Religionsentwicklung bestimmend für die Heilskunst, ging diese doch stets eine enge Verbindung mit religiösen Vorstellungen und pharaonischem Recht ein.

Noch heute verbindet sich die Religion der Länder dieser Region eng mit dem Staat (teilweise ist die Religion, beispielsweise fundamentiert die Scharia den Staat) und zur Zeit der Antike verband sie sich immer enger auch mit der Medizin. Die Säkularisierung ist in diesen Ländern auch heute noch nicht so fortgeschritten, wie in europäischen Ländern.

Die antike ägyptische Medizin jedoch erfuhr schnell auch weit über die Landesgrenzen hinaus ein hohes Ansehen. Auf medizinischem Gebiet waren die alten Ägypter recht fortschrittlich, mit Ausnahme der Wissenschaft von der Seele. Die trickreiche Magie resp. die Zauberkunst spielte dafür eine umso grössere Rolle bei der Behandlung der Seele. Die antiken ägyptischen Ärzte bedienten sich einer gewissen Nähe zum Schamanismus. Ihr Heilprinzip war ein ähnliches. Es heilte magisch über die Psyche der Kranken!

Magie
Zauberkunst, Geheimkunst, die sich übersinnliche Kräfte dienstbar zu machen sucht (in vielen Religionen).

2. Trickkunst des Zauberers.

3. Zauberkraft, Zauber

Über die altägyptische Heilkunst geben heute diverse medizinische Papyri Auskunft. Man kennt heute mehrere solcher aufgefundener Papyrusschriften, von denen etliche auch, jedoch eher dürftig, über medizinische Inhalte berichten.

Berühmt ist das **Papyrus Ebers**, welches benannt wurde nach ihrem Käufer Georg Ebers. Es befindet sich heute in der Universitätsbibliothek Leipzig. Erstaunlicherweise enthält es Angaben über die **klinische Behandlung von Depressionen** und auch über die **Demenz**. Es ist ausgerollt insgesamt etwa 19 Meter lang, enthält 108 Kolumnen und behandelt Fallbeispiele zu Fachrichtungen aus der Gynäkologie, der

Inneren Medizin, der Zahnmedizin, der Parasitologie, der Augenheilkunde und der Dermatologie.

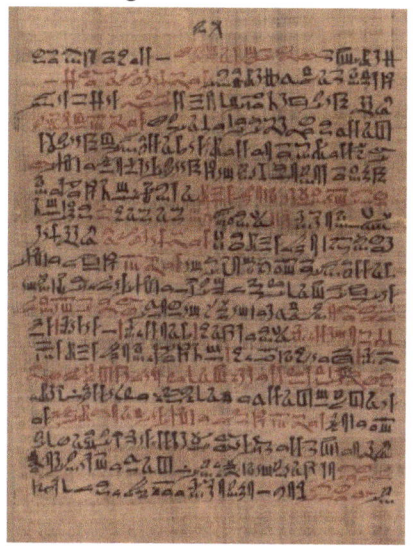

Dieser Papyrus gab auch Auskunft über die (damalige) Behandlung von Knochenbrüchen, von Verbrennungen und von Abszessen und Tumoren.

Interessant ist, dass die alten Ägypter körperliche wie seelischen Krankheiten im Papyrus erwähnten.

Es enthält etwa 700 magische Formeln und Heilmittel. Darin sind auch viele Beschwörungen formuliert, die krankheitsverursachende **Dämonen abzuwenden** versuchen.

Abbildung: Ausschnitt aus Papyrus Ebers, aus Universität Leipzig.

Das Papyrus Ebers ist nicht am Stück resp. in einem Lauf geschrieben worden, sondern enthält auch weit ältere Teile aus der Zeit des Pharao Ahmose oder Amosis (*um 1560 v. Chr.; † 1525 v. Chr.).

Darin heisst es: **Heilmittel für das Beseitigen der dahinschwindenden Bitternis**(?) **Eb. 750 (89, 16 - 89, 18)**
,Mehl der Dattel 10 ro, Wasser 1/2, kochen {89, 17} bis zum Rest von 1 Hin, trinken in Fingerwärme, erbrechen lassen danach. {89, 18} Man tue es, bis beseitigt ist die dahinschwindende Bitternis, bis sie verschwunden (?) ist von jedem Körperglied.'

Niemand weiss, was gemeint war mit dem Begriff der *,dahinschwindenden Bitternis (?)''*, so legt doch der Übertitel: *„Heilmittel für die Behandlung dämonischer Krankheiten'* nahe, dass es sich hier um eine psychische Erkrankung handeln könnte, die behandelt wurde, also etwa um eine Depression. Vielleicht waren dämonische Krankheiten auch solche mit einem psychotischem Geschehen: Wahneinbildungen, Halluzinationen wie Stimmen hören oder Bilder sehen, Zwänge etc.

Wie erwähnt sind die ägyptischen medizinischen Papyri voll mit Zaubersprüchen, Beschwörungen und Formeln. Zur Anschauung möchte ich hier noch einen solchen Spruch wiedergeben:

Zauberspruch aus Papyrus London Nr. 78 und Ebers Nr. 1:
Spruch beim Auflegen des Medikamentes auf alle Körperteile, die krank sind.

,Ich bin herausgekommen aus Heliopolis mit den Grossen des Heiligtumes, den Herren des Schutzes, den Herrschern der Ewigkeit.
Ich bin auch herausgekommen aus Sais (altägyptische Stadt) zusammen mit der Mutter der Götter. Sie gaben mir ihren Schutz.

Ich besitze Sprüche, verfasst vom Herrn des Alls, um zu vertreiben die Einwirkungen des Gottes, der Göttin, des männlichen und weiblichen Gespenstes (eines Toten, einer Toten), die in diesem meinem Haupte (Nacken) sind, in diesem meinem Arme, in diesen meinen Gliedern, in diesen meinen Körperteilen (in diesem meinen Fleisch), um den (meinen Verleumder) zu bestrafen, den Obersten derer, die Krankheit und eine Störung in diese meine Glieder einführten.

Denn Re (Ra) hat gesagt: ,,Ich schütze ihn vor seinen Feinden! Sein Führer ist Thot. Denn er hat die Schriften reden gemacht, indem er ein Buch verfasst hat, damit er Wissen und Nützliches gebe den Gelehrten und den Ärzten, die ihm folgen, die hinter ihm stehen, um zu praktizieren und um von Krankheit zu lösen, von dem ein Gott wünscht, dass er (der Arzt) ihn am Leben erhält.'

Die Ägypter wussten immerhin, dass jeder Mensch in sich ein Gefäßsystem hatte, welches vom Herz als zentrales Organ ausging. Das **Herz war** der **Sitz des Verstandes**. Dieses Gefäßsystem, so ihr damaliges Wissen, würde den gesamten Menschen mit Luft (Sauerstoff?), Wasser und Blut versorgen. Sie dachten sich, dass ein Mensch nur dann gesund sei, wenn dieser innere Strom an Luft, Wasser und Blut ungehindert zirkulieren könne. Krankheiten entstünden, so die Umkehrfolgerung, wenn die freie Versorgung des Körpers mit diesen Elementen gefährdet sei.

Überhaupt kannten die alten Ägypter die menschliche Anatomie recht gut. Angesichts der Mumifizierung ihrer Pharaonen und weiterer hochgestellten Persönlichkeiten kaum ein Wunder, mussten die ,einbalsamierenden Ärzte', die für die Einbalsamierung zuständig waren, den toten Pharaonen innere Organe entnehmen: Herz, Hirn, Lunge, Leber, Milz etc. Sie entdeckten dabei sicherlich auch die Verdauungsorgane wie Speiseröhre, Magen und den Darm. Sie analysierten bereits viele Muskeln, Sehnen und Nerven der Toten.

Ebenso war ihr Wissen über eine richtige Ernährung und deren Verdauung gross. Sie machten sich Vorstellungen über die Beziehung von Ernährung und Krankheit. Verordneten aus solchen Gründen oft **Brechmittel**, **Abführmittel** und **Klistiere**.

Die Papyrus (Ebers, wie auch andere) geben Auskunft über das medizinische Wissen der damaligen Zeit. Neben der **Behandlung der Augen** (Blindheit, Wurmbefall), die allgemein wichtig war in der Heilkunst, da Ägypten das typische Land für Augenleiden ist, kannte man auch einiges über **Ohrenkrankheiten** (Taubheit, Schwerhörigkeit), den **Mund**, die **Zähne** und die **Zunge**. Man kannte die Folgen der **Arthritis**, nämlich die **Versteifungen**, **Verkrümmungen** und **Schwellungen der Gliedmassen**. **Herzkrankheiten** waren ebenso bekannt, wie auch Erkrankungen durch **Eingeweidewürmer** (Darmerkrankungen), die damals auch recht häufig vorkamen. Auch die **Frauen- und Kinderheilkunde** begegnet uns im Papyrus Ebers, sowie **Verbrennungen, Schlangenbisse, Alterserscheinungen, Harnwegsinfekte und Ausschläge der Haut**: nichts fehlt.

Sie kannten und behandelten auch diffizile **chirurgische Probleme**, etwa Knochenbrüche und tiefe Verletzungen durch Kriege oder Unfälle.

Zur Krankheitsentstehung ist zu sagen, dass Krankheiten auch innerhalb der ägyptischen Vorstellung noch immer durch Dämonen, Geister und umherspukende Tote verursacht wurden. Bekannt war auch das **magische Angehextsein**. Dämonen oder irgendwelcher Zauber traten in den Menschen durch die linke Körperseite ein. Man stellte sich einen Inkubus vor, einen Dämon oder Teufel, der nachts in den Schlafenden eindrang und ihn erkranken liess. (Inkubus, ein nächtlich eintretender Dämon oder Teufel)

Psychosomatische Zusammenhänge werden in diesen Papyrus ebenfalls erläutert. So wusste oder zumindest ahnten die Eingeweihten, dass Zorn und Ärger zu krankhaften Herzzuständen führen konnte.

Krankheit, so die Vorstellung der Ägypter, war die prompte Strafe für ein falsches Verhalten gegenüber einer ihrer Gottheiten oder wurde auch als Rache oder Missgunst eines verstorbenen oder noch lebenden Menschen angesehen. Die Erkrankten waren selber schuldig an ihrem Zustand und hatten für ein zurückliegendes, moralisches Vergehen zu büssen.

Medizinische Papyri der Ägypter
Ägyptisches Wissen über ihre Medizin stammt aus diversen Papyrusrollen: Papyri **Edwin Smith, Ebers, Hearst, Erman, London, Brugsch** und **Chester Beatty**.

Viele sind nicht einem einzelnen und überragenden Arzt oder Schöpfer zuzuordnen, sondern sind eher Ab- und Fortschriften aus mehreren Jahrhunderten.

Eine der führenden Persönlichkeiten der ägyptischen Medizin war **Imhotep**. Er war **Hohepriester eines mächtigen Kults von ägyptischen Priester-Ärzten** und lebte etwa 2700 Jahre v. Chr. Bereits zu seinen Lebzeiten wurde er vermutlich wie ein

Gott verehrt, denn es wurde ihm auch eine grosse Baumeisterkunst zuerkannt. Er war eben nicht nur Arzt, sondern auch ein grossartiger Baumeister von Pyramiden und anderen sakralen Bauten wie Tempel und Heiligtümer. Die Zeugen für sein Dasein und seine hohe Stellung sind heute jedoch spärlich.

Trotzdem Imhotep es, bis in die griechische Zeit hinein verehrt zu werden. In Griechenland wurde er dem **Heilgott Äskulap** gleichgestellt.

Die Krankheiten der alten Ägypter
aus: https://www.selket.de/leben-im-alten-ägypten/medizin-und-krankheiten/4/

,Arteriosklerose, Arthritis und Zahnschmerzen
Das Swiss Mummy Projekt, unter der Leitung von Dr. Frank Rühli, wertete die Berichte von über 3000 untersuchten Mumien aus, die aus verschiedenen Gesellschaftsschichten stammten und zwischen 2000 – 3500 Jahre alt waren.

*18 Prozent von ihnen müssen zu Lebzeiten unter üblen **Zahnschmerzen** gelitten haben, denn ihre Zähne waren in einem sehr schlimmen Zustand. Unter 85 einzeln aufgelisteten Mumien, litten 15 unter degenerative Krankheiten wie **Arteriosklerose** und insbesondere **Arthritis** (Arthrose).*

*Infektiöse Erkrankungen konnten ebenfalls mehrfach festgestellt werden. Drei Verstorbene hatten zu Lebzeiten mit einer **chronischen Mittelohrentzündung** zu kämpfen. Doch auch **Tuberkulose-Erreger** und die **Noma-Krankheit** konnten identifiziert werden. In sieben Mumien fand sich der Parasit Plasmodium falciparum – Verursacher der gefährlichsten Form von **Malaria**. In zehn Mumien entdeckten die Wissenschaftler **tumorhafte Auswüchse**, die in vier Fällen bösartig gewesen sein könnten. Elf litten an unterschiedlichen **Lungenerkrankungen**.*

Arteriosklerose
*Die **Arterienverkalkung** gilt heutzutage als ,,Volkskrankheit" und wird nach heutigen Erkenntnissen von zu viel Essen, zu wenig Bewegung und zu viel Stress ausgelöst.*

Tuberkulose
*Die ,,**Schwindsucht**" ist eine **bakterielle Erkrankung**. Wissenschaftler der Universität München konnten die Bakterien in der Erbsubstanz der alten Ägyptern feststellen.*

(Die Tuberkulose ist eine uralte Begleiterin der Menschheit. Sie lässt sich bereits am Homo Erectus nachweisen, der bereits vor 500'000 Jahren an dieser bakteriellen Krankheit litt. Dunkelhäutige Menschen können offenbar, so die Meinung der Mediziner, deutlich weniger Vitamin D produzieren, als hellheutige Menschen, was das Auftreten der Krankheit bei Dunkelhäutigen begünstigt habe A.d.A.)

Noma-Krankheit (Wangenbrand)
Bei dieser Krankheit, die hauptsächlich Kinder befallen hat, entwickeln sich Bakterien auf der Mundschleimhaut und zerfressen von da aus **Knochen- und Weichteile des Gesichts.**

Diabetes
Bei Mumien fanden Forscher Hinweise auf **Osteopenie** *(Knochenschwund), der bei Diabetes-Patienten häufig vorkommt.*

Arthrose
Die oftmals schwer arbeitenden Ägypter litten häufig am **Verschleiss ihrer Gelenke.**

Skorbut
Eine **Vitaminmangelkrankheit,** *die nach mehrwöchiger Nichtaufnahme von Vitamin C auftritt und u.a. zu Erschöpfung, Hautkrankheiten und einem schwachen Immunsystem führt.*

Rachitis
Bei **fehlendem Vitamin D,** *kommt es zu einer Störung des Calcium- und Phosphatstoffwechsels, die* **Skelettveränderungen** **(Beckenverformung, Knochenerweichung, Wirbelsäulenver-** **krümmung, Verbiegung der Beinknochen)** *zur Folge hat.*

Tumore
Auch damals gab es schon eine Reihe von bösartigen Tumoren. Besonders **Knochenkrebs** *war im alten Ägypten sehr verbreitet.*

Würmer
In manchen Mumien entdeckte man verschiedene **Parasiten.** *Besonders häufig fand man Würmer, wie* **Bandwürmer, Spülwürmer** *und* **Leberegel** *– und das nicht nur in der Unterschicht. Eine weit verbreitete Krankheit war die* **Bilharziose,** *die durch Schistosmoma-Würmer hervorgerufen wird, die sich im Nil in kleinen Wasserschnecken entwickelten. Auch im heutigen Ägypten leiden noch viele Menschen an diesen Parasiten.*

(Der **Fadenwurm Brugia malayi** führte zu einer Infektion nach dem Stich einer Stechmücke. Betroffen war das lymphatische System. Das führte zu einer chronischen Entzündungsreaktion mit Lymphstau. Folge war eine enorme Vergrösserung und Verhärtung der Haut und des Körpergewebes. Diese Erkrankung kennen wir heute unter dem Namen **Elephantiasis** oder Elefantenkrankheit. A. d. A.)

Malaria
Pharao Tutanchamun litt an dieser von weiblichen Stechmücken übertragenden Krankheit. Überlebte ein Ägypter **Malaria** *im Kindesalter, war er als Erwachsener bis zu einem gewissen Grad immun gegen die Parasiten der Gattung Plasmodium.*

Läuse
In Haaren und Gebissen fand man Überreste von Läusen und deren Eiern.

Augenkrankheiten
Bei dem feucht-warmen Klima im Nildelta und den Sandverwehungen in der Wüste, konnten sich die Ägypter schnell Augenkrankheiten holen.

Lungenschäden
Sowohl der Sand als auch insbesondere der Rauch von Feuer und Öllampen, waren der Auslöser für diverse Lungenkrankheiten.

Zahnschäden
*Die meisten Ägypter hatten sehr **schlechte Zähne**. Das lag einmal am Sand und an dem Steinstaub vom Mahlstein, die unwillkürlich in das Brot eingebacken wurden und die Zähne abschmirgelte, aber auch an der recht schlechten Zahnhygiene, die ein Auslöser für **Karies und Paradontose** war. Man fand auch **Abszesse in den Mündern** mancher Mumien. Immerhin wussten sich die Ägypter in einigen Fällen doch zu helfen. Bei einer Mumie des alten Reiches wurde eine Brücke aus Golddraht zwischen zwei Zähnen entdeckt (wobei sie wahrscheinlich zu rein kosmetischen Zwecken der Mumie angelegt wurde. Eine Brücke aus Golddraht, die einem Ägypter wahrscheinlich zu Lebzeiten angebracht wurde, stammt aus der griechisch-römischen Epoche). In späterer Zeit wurden Zahnlöcher mit ,,Abgeriebenem vom Mühlenstein", Ocker und Honig gefüllt.'*

Das Papyrus Edwin Smith
Das aus dem 16. Jh. v. Chr. entstammende Papyrus Edwin Smith ist bekannt als das ,chirurgische Wundenbuch'. Es ist ein systematisch aufgebauter und erklärender Text mit 48 typischen Fallbeispielen - beginnend vom Kopf, über die Schultern bis zum Oberkörper – unterteilt in Untersuchungsmethoden, Diagnosen, Prognosen und Behandlung.

Ein Beispiel aus dem Papyrus:
,Anweisung für eine gespaltene Wange. Wenn du einen Mann mit einer gespaltenen Wange untersuchst und eine erhabene, gerötete Schwellung findest, sage ihm: Du hast einen Schnitt in der Wange. Dieses Leiden werde ich behandeln. Am ersten Tag sollst du die Wunde mit frischem Fleisch(!) verbinden und es belassen, bis die Schwellung zurückgeht. Dann versorge die Wunde täglich mit Fett, Honig und einem Pflaster, bis der Mann geheilt ist.'
(aus Medizin: Die visuelle Geschichte der Heilkunde, Dorling Kindersley Ltd, London, 2016)

Der Papyrus gibt Auskunft über den Stand der Chirurgie der alten Ägypter vor rund 3600 Jahren, der für die damalige Zeit erstaunlich hoch entwickelt war. Das Papyrus ist in einer überaus praktischen, chirurgischen Art verfasst, diente vermutlich der Behandlung verletzter Soldaten auf dem Felde. Was heute auffällig ist, es ist zwar nicht vollständig, immerhin nahezu frei von magischen (okkult-dämonischen und zauberhaft-übernatürlichen) und mystischen (geheimnisvoll-rätselhaften oder esoterischen) Praktiken.

Das Papyrus Edwin Smith weist ausgerollt eine Länge von 4,68 m auf und ist in der hieratischen Schrift verfasst. Es handelt sich beim Papyrus um eine der schönsten und längsten ägyptischen Handschriften.

Sowohl die Wunden von Kopf, Hals und Nacken, von Schlüsselbein und Oberarm, von Brust und Rippen, wie auch von Achsel und Rücken (Wirbelsäule) könnten auf die chirurgische Versorgung von im Kampf verwundeten Soldaten und Kriegsleute hinweisen.

Sicher war das Papyrus auch bekannt und wurde angewendet für die Versorgung von zivilen Personen.

Das ‚gynäkologische' Papyrus Kuhan
Es befasst sich mit gynäkologischen Erkrankungen und Zuständen, also mit der Gesundheit von Frauen. Nebst den gynäkologischen Erkrankungen, beinhaltet es auch Beiträge zur Fruchtbarkeit, Schwangerschaft und deren Verhütung.

Das Kuhan Papyrus ist in vierunddreissig Abschnitte unterteilt, wobei jeder Abschnitt ein spezifisches Problem umfasst und auch über die Diagnose und Behandlung Auskunft gibt. Prognosen nennt das Papyrus keine. Die vorgeschlagenen Behandlungen sind nicht chirurgischer, sondern ‚medikamentöser' Art, welche sich darstellt als Aufbringen (Räuchern) auf den entsprechenden zu behandelnden Körperteil, aber auch durch Einnahme von Medikamenten.

Hin und wieder wird die Gebärmutter als Quelle der Beschwerden betrachtet, die sich jedoch in anderen Körperteilen zeigen. Oft wird die Begasung (Räucherung), resp. eine Therapie durch wohlriechende Substanzen oder auch übel riechendes dieser betreffenden Organe empfohlen, etwa durch ätherische Öle oder sonstiges Räucherwerk.

Darin aufgeführt ist noch ein besonderes, eher ‚psychiatrisches' Krankheitsbild, welches sich über Jahrtausende als solches hielt und daher hier, in unserem Zusammenhang zum Thema über die Verrückten, eine besondere Erwähnung findet.

Das Papyrus Kahun (ca. 2000 v.Chr.), beschreibt nämlich eine sonderbare Krankheit, in welcher Sensibilitäts- und Bewegungsstörungen angetönt werden, die wir heute in einen engeren Zusammenhang mit der psychiatrischen Krankheit der ‚**Hysterie**' stellen. Allerdings hiess diese Krankheit damals in der ägyptischen Zeit noch nicht so, dies geschah erst im antiken Griechenland. Es war Hippokrates oder

Platon, der diesem Krankheitsbild den Namen ‚Hysterie' gab. Im Griechischen bedeutete ‚Hystera' nämlich die Gebärmutter, gemeint ist der Uterus.

Diese Krankheit wurde bei den alten Ägyptern nur Frauen zugeschrieben, niemals Männern. Im Papyrus Kahun wurde erstmals die **Theorie des wandernden Uterus** formuliert, dass für dieses Krankheitsbild ursächlich angenommen wurde. Man war der Meinung, dass es zu tun habe mit einem unerfüllten Kinderwunsch oder sexueller Abstinenz, dass der unruhig gewordene Uterus deswegen durch den Körper wandere und dadurch auch andere Organe in Mitleidenschaft ziehe.

Die Therapie bestand darin, den Uterus mit einer Art ‚Ausräucherungs- und Kräutertherapie' zu locken und ihn vom (falschen) Ort zu vertreiben. Gedacht war, dass der Uterus ein eigenständiges Wesen sei, welches sich im Körper der Frau frei bewege, jedoch etwa bei unerfülltem Kinderwunsch und auch bei längerer sexueller Abstinenz unruhig werde und Organe befalle und somit physische wie psychische Symptome auslöse. Man erhoffte sich insbesondere eine Heilung durch wohlriechende aromatische Substanzen (Ausräucherungstherapie), welche etwa an die Vulva gehalten wurden, um die Gebärmutter wieder an ihren richtigen Platz zu locken.

Nebst angenehm riechenden, aromatischen Stoffen wurden auch übelriechende Substanzen verwendet, damit der Uterus den oberen Körperteil wieder verlassen würde, wo er nicht hingehöre, um sich wieder in den unteren Teil zurückzuziehen. Von den verschiedenen Krankheitszeichen, die die ägyptischen Ärzte diagnostisch erwähnten, waren einige überraschenderweise recht speziell. Es waren nicht nur die **Augenleiden** oder die **Schwerhörigkeit**, auch kaum Zahn- und Mundbeschwerden, die derart speziell waren, sondern eher Symptome wie **Sprachverlust**, Glieder- und Nackenschmerzen und vor allem **Schmerzen in der Schamgegend**, **Menstruationsanomalien** sowie **Lähmungserscheinungen**.

Als Ausklang zum Thema der ägyptischen Medizin des Papyrus Kahun, resp. der griechisch-hippokratischen Diagnose der ‚Hysterie' als Frauenleiden, welche ihre Ursache in der Wanderung der Gebärmutter sahen, noch ein pikanter Hinweis. Die Ärzte gingen noch bis ins 17. Jahrhundert davon aus, dass die Gebärmutter, wenn sie nicht regelmässig mit Samen ‚gefüttert' werde, im Körper der Frau umherwandere und sich schliesslich im Gehirn festsetzte und dort ihr unheilvolles Werk verrichte (!).

Auch später noch beschrieben Ärzte die Hysterie als „Neurose des weiblichen Zeugungsapparates". Ein französischer Psychiater, Charcot, widmete sich diesem Krankheitsbild in besonderer Weise. (Siehe Jean-Martin Charcot).

Die Hysterie fand später über das Postulieren der sog. Konversionssysmptome schlussendlich zur Krankheit der Dissoziation, resp. zur **Dissoziativen Störung**, welche Eingang fand ins ICD. Dort (ICD 10) ist die ehemalige Hysterie unter F44 aufgeführt.

F44.0 die dissoziative Amnesie (Gedächtnisstörung)
F44.1 die dissoziative Fugue (Unruhe, Fortlaufen)
F44.2 der dissoziative Stupor (Bewegungsstörung)
F44.3 die Trance- und Besessenheitszustände (Gefühl der Besessenheit)
F44.4 die Bewegungsstörungen (Lähmungen etc.)
F44.5 die Krampfanfälle (hysterische Beugung bei Übersäuerung)
F44.6 die Sensibilitäts- und Empfindungsstörungen (Augen, Ohren etc.)

Konversionsstörungen als solche kannten zwar die alten Ägypter vom Begriff her sicherlich noch nicht, möglicherweise stellten sie bestimmte Krankheitssymptome fest, die der Konversionsstörung recht nahe kamen. Typische Konversionssymptome etwa waren bei den zu behandelnden Frauen mit einer wandernden Gebärmutter bereits zu ihren Zeiten (neurotische) Störungen wie **Taubheit, Blindheit** oder **Lähmungen in Armen und Beinen.** Möglicherweise stellten die alten ägyptischen Ärzte auch **unwillkürliche Muskelkontraktionen** an diesen an der wandernden Gebärmutter erkrankten Frauen fest oder ein vorübergehender, also nur temporär auftretender **Verlust** (Aussetzen) **ihres Identitätsbewusstseins.** Vielleicht erkannten sie an ihnen seltsame **Erinnerungsstörungen.**

Wie gesagt kannten die orientalischen Ärzte die Konversion als Krankheitsbegriff nicht, vielleicht spürten sie instinktiv, dass die ,Gebärmutterkrankheit' zu tun haben musste, mit **Angst, Aggressionen, Wut, Ärger** und **Schuld,** sowie mit unerfüllten **sexuellen Triebwünschen.** Die Frauen fielen kreischend in **Ohnmacht,** berichteten über heftige **Kopfschmerzen,** über **Libidostörungen (Orgasmusprobleme)** und **Magen-Darm-Probleme.** So wie es später einmal Sigmund Freud in dieser Richtung diagnostizieren wird.

Die Vermutung liegt nahe, dass es den altägyptischen Frauen mit der Gebärmutterkrankheit nicht gut gehen konnte in der ägyptischen Hochkultur. Trotz vielleicht vergleichbarem Status wie die Männer (gleiche Rechte beim Erbrecht), schafften es nur wenige in die Verwaltung oder in höhere Machtpositionen. Nur 4(!) Frauen wurden innerhalb von 3000 Jahren zur ägyptischen Königin gekrönt.

Frauen gehörten eher an den Herd, wo sie wie im übrigen Haushalt sicherlich eine gute Anerkennung fanden. Begingen sie Ehebruch, drohte ihnen der Tod durch Lebendverbrennung oder Steinigung. Möglicherweise war das weibliche Geschlecht Opfer einer minderwertigen Kindheit, sowie Opfer von drohender Versklavung resp. Leibeigenschaft mit sexuellen Übergriffen, Vergewaltigung und Körperschädigung, wie Haut- und Gesichtsverbrennungen, Verätzungen und Folter. Möglicherweise war die Frau in ihrem minderwertigeren Status in der Gesellschaft eher als rechtloses und randständiges Wesen angesehen, welches dem Manne zu dienen hatte und ihm untergeordnet war. Das würde dieses Krankheitsbild sinnvoll erklären. Ägyptologen mögen hier Klarheit schaffen.

China (Altes China, Traditionelle Chinesische Medizin)
Von Europäern lange als ein Entwicklungsland angesehen, war das alte, steinzeitliche China alles andere als genau dies. Zu unrecht Jahrhunderte lang als rückständig betrachtet, sondern aus einer anderen, weit entfernten Kultur herkommend, die unserem europäischen Denken und kulturellen Empfinden weniger entsprach, hatte die europäische Gesellschaft die steinzeitliche Medizin der Chinesen lange ignoriert. Sie war vermutlich der europäischen Kultur zu fremd, was man von den nachbarschaftlichen europäischen ‚Wiegenländern' (Ägypten, Mesopotamien, Griechenland, Rom) nicht behaupten konnte. Im Gegensatz zur chinesischen Medizin erhielt die ‚europäische Wiegenlandmedizin' bei uns ein hohes Ansehen und einen entsprechend durchdringenden Einfluss (via Rom).

Andererseits war die alte chinesische Medizin - jene vor 5'000 Jahren - der ‚europäischen' oder der ‚nahöstlich-ägyptischen' Medizin keineswegs überlegen, so wie es einige heutige Esoterikerinnen so gerne behaupten, wenn sie ihr jeweiliges TCM-Produkt ihren ‚Klienten und Patienten' erklären, resp. verklären. Für Europäer und überhaupt für Menschen der westlichen Welt war die alte traditionelle chinesische Medizin in ihrer Wesens- und Heilsart fremder (exotisch, ungewohnt), sozusagen mythischer, weil sie einem fernöstlichen Land entsprang. China ist noch heute ein Land mit für uns Westler eher fremdländisch wirkender Kultur. Sie übt deswegen auf uns eine grosse Faszination aus und vermutlich deswegen erfährt die heutige TCM im Westen ein zu unrecht hohes Ansehen. Die ägyptische Medizin hatte das nicht geschafft.

So wie etwa die ägyptische historische Medizin oder die jahrtausendealte Medizin der Griechen oder Azteken, ist auch die **alte** chinesische Medizin in Teilen längst veraltet. Sie wirkt jedoch bei vielen Menschen noch immer über den Aspekt des Glaubens, bleibt mythisch, mystisch und magisch. Und nur deswegen kann ihr ein Wirkmechanismus zugesprochen werden, denn Glauben versetzt bekanntlich noch immer Berge und setzt sogar Heilungsprozesse in Gang.

Die ‚europäische‘ Wiegenlandmedizin des ägyptischen, mesopotamischen und griechisch-römischen Kulturkreises – so meine These – musste Verbindungen gehabt haben zur chinesischen, indischen und persischen Steinzeitmedizin, denn diese Völker waren immer in Bewegung und Wanderung, ausser in Eiszeiten, während denen die Verbindungswege und Wanderungen aus Kälte und Witterung nicht gangbar und möglich waren. In Zeiten der Erderwärmung, und diese gab es öfters, streckte jedes Volk seine Fühler aus und Kriegsfürsten mit ihren Armeen, Händler, ethnische Heimatflüchtlinge, Gottes- und Kultur-Apostel, Ärzte und Schamanen machten sich auf den Weg, um ihre jeweiligen ‚Produkte‘ an den Mann, resp. an die Frau zu bringen oder sich diese für eigene Zwecke und eigenem Gebrauch zu beschaffen. (p. s. Unter dem Austausch an Produkten stellen wir uns sowohl ‚handfeste‘ wie auch ‚geistig-religiöse‘ vor)

China lebte damals nicht in tiefer Entwicklungsnacht. Die chinesische Medizin entwickelte sich rasant in ihrer frühen Hochkultur und war deswegen sicherlich äusserst bedeutend für die Entwicklung der Medizin. Und da die Entwicklung der Medizin, der Pflege, der Therapie, der Behandlung mit Medikamenten usw. auch immer – quasi parallel - herging mit der Entwicklung und Kenntnis der mensch-lichen Seele, Psyche oder des menschlichen Geistes, hat uns das alte China auch zu unserem Thema (Seele, Psyche, Wahn- und Irrsinn) etwas zu sagen. Abgesehen davon, dass gewisse psychiatrische Krankheiten aus politischen Gründen quasi ‚unmöglich‘ waren.

Vergleiche zur ägyptischen, mesopotamischen, indischen, griechischen wie auch zur aztekischen, indianischen und afrikanischen Medizingeschichte sind zulässig, hatten hier wie dort Schamanen, Dämonen, Ahnen und Götter einen Einfluss auf die Entwicklung, wobei sie sich teils in ihrer Form oder ihrem Gehalt ähnlich sein mochten, wiewohl sie auch von Kontinent zu Kontinent in unterschiedlichen Nuancen auftraten.

Religionen haben zwar die Fähigkeit, sich auszutauschen, vor allem schotten sie sich in aller Regel lieber voneinander ab. Es ist religiöse Tradition, dass Religionen sich selbst ernst nehmen und daher alle möglichen Mittel einsetzen, sich vor fremdem Einfluss zu distanzieren und abzuschotten. Fremde Götter werden nicht oder nur unter Repressionen erlaubt. Religionen wehren sich gegen fremdgöttischen Glaubenseinfluss, schotten sich ab, führen deswegen gerne auch Kriege, missionieren andererseits auch gerne, um zu bekehren und zu unterwerfen. Je primitiver (wilder) ein Gottesglaube war, desto leichteres Spiel hatten die ‚fortschrittlicheren' Missionsglauben, ihn zu bekehren.

Synkretismus:
Vermischung verschiedener Religionen, Konfessionen oder philosophischer Lehren, meist ohne innere Einheit. Etwa in der Spätantike.
© aus Duden - Fremdwörterbuch

Es mag sein, dass der medizinische Austausch zwischen verfeindeten religiösen Kulturen deswegen nicht so einfach und erspriesslich war. Es brauchte viel entgegenkommende Adaption um medizinisches Wissen von den jeweiligen religiösen Verflechtungen zu lösen und in die jeweilige eigene, herrschende kulturreligiöse Umgebung einzubetten. Gottes- und Dämonenvorstellungen sind zwar in kultureller Hinsicht sehr unterschiedlicher Art oder Natur, trotzdem sind sie irgendwie auch synkretisch.

So mochte auch das ‚medizinische' China nach Russland, Indien, Persien, Mesopotamien, Ägypten und Griechenland vorgestossen sein und diese Länder befruchtet haben, wie es auch genau umgekehrt der Fall gewesen sein könnte. An den kulturellen, sittlichen und religiösen Rändern der Volksgebiete dieser Erde spielte sich bereits zu Urzeiten vielfältiger Austausch ab. Zu diesem Zwecke erlernte man später, neben den Landhandelswegen, auch das Befahren von Gewässern und Meeren mit Segel- und Ruderbooten.

Der berühmte Philosoph Karl Jaspers prägte den Begriff der ‚**Achsenzeit'** und meinte damit die Zeit von ca. 800 bis 200 v. Chr. Gemeint ist mit diesem Begriff der um diese Zeit entstandene philosophische und technische Fortschritt **innerhalb von vier voneinander unabhängigen Kulturräumen.** Die Achsenzeit stellen wir uns vor als zeitlich eng begrenzten Kultur- und Erkenntnisschub, der seltsamerweise in verschiedenen Kulturräumen – unabhängig voneinander (?) - gleichzeitig stattfand und den jeweiligen menschlichen Zivilisationen auffällige Fortschritte brachte.

Die These der Unabhängigkeit (die unabhängige Entwicklung und Verbreitung des Fortschritts innerhalb dieser verschiedenen Kulturräumen etc.) scheint jedoch unter der Tatsache, das Völker seit eh und je Austausch und Kontakte untereinander betrieben, eher auf schwachen Füssen. Immerhin: augenfällig sind die in der Menschheitsgeschichte immer wieder auftretenden Zeitsprünge, also das zeitliche, parallele Hochfahren von Kulturräumen mit ihren teils verblüffend gleichzeitigen, wie auch gleichen oder ähnlichen Erkenntnissen und Errungenschaften. Die Phasen der Steinzeit etwa scheinen sich auf der gesamten Welt in die in etwa gleichen Zeitepochen zu zergliedern. Der Frage des Kulturaustausches fällt in Jaspers These eine entscheidende Rolle zu. Kann sie nachgewiesen werden?

Die Frage lautet: ‚Haben sich die Menschen wirklich unabhängig gleichzeitig innerhalb von bestimmten Stufen entwickelt oder war dafür der Austausch von Wissen und Kenntnis verantwortlich?'

Die frühe, steinzeitliche, chinesische Medizin hat im Zeitalter der Moderne die gesamte westliche Welt, Europa und Amerika, Russland und Asien mit der (heute modernen) traditionellen chinesischen Medizin (TCM) überschwemmt und kaum eine Esoterikerin lässt sich dieses einträgliche Geschäft freiwillig entgehen. Der Markt ist längst ein Milliardenmarkt. Hier näher einzugehen, ist unnötig. Es gibt dazu weit bessere Literatur.

Ein paar Eckpfeiler der frühen chinesischen Medizin seien hier jedoch erwähnt. Vielleicht beginnend von der Shangshan-Kultur (11'000 – 9'000 v. Chr.), also dem Neolithikum, in der man offenbar den Reisanbau bereits kannte und auch Funde (Terrakotta-Töpfe) diese bereits frühe und hoch entwickelte Kultur belegen, überleitend zur Hemudu-Kultur (7'000 – 4'000 v.Chr.), kennt die chinesische Geschichte eine lange Reihe von Kaiser-Dynastien, die dann übergehen zu den Republiken Chinas bis in die Neuzeit.

Diese frühen Kulturen Chinas mögen als Beweis gelten, dass auch sie als medizinische Wiegen der Menschheit gelten und nicht nur die ägyptische oder griechische Medizin. Um über die frühe chinesische Medizin zu berichten, muss eingesehen werden, dass die Erforschung der altchinesischen Kultur bei uns im Westen noch in den Kinderschuhen steckt und noch viel Aufwand und Zeit nötig werden wird, um Licht ins Dunkel der prähistorischen chinesischen Medizin auf ein breites Allgemeinwissen zu bringen.

Die Forschung für exaktere Aussagen zur Entwicklung der chinesischen Medizingeschichte ist im Gange. Eine erste wichtige Informationsquelle über die frühe chinesische Medizin ist das rund 2'000 Jahre alte **Huangdi Neijing**, die Medizin des gelben Kaisers: Das Werk ist *der* Klassiker der Entsprechungsmedizin aus dem 3 Jh. v. Chr. und gibt die Gespräche zwischen dem Kaiser Huangdi und seinem Arzt wieder.

Enthalten darin sind bereits die Akupunktur (Lage der Meridiane, Indikation, Kontraindikation), die Massage, die verschiedenen Waschungen, sowie heisse Pressungen und die Moxibustion. Arzneidrogen sind ebenfalls wenigstens rudimentär aufgeführt. Die Maxime dieses Werkes: **Ein ausgewogenes Leben führen!**

Dieser rund 2'000 Jahre alter Medizintext wird betrachtet als Grundlagenwerk für die TCM, also die traditionelle chinesische Medizin. Der Text wird dargestellt als Gespräch zwischen dem halbmythischen Gelben Kaiser Huangdi und seinem ärztlichen Ratgeber oder mehreren Ratgebern. Die Fragen des Kaisers werden von seinen ‚Ministern' beantwortet. Der Text beinhaltet sozusagen das gesamte Wissen der damaligen chinesischen Medizin und wird in der Form einer Enzyklopädie dargestellt.

In diesem Text kommen wichtige Konzepte zur Sprache: **Yin und Yang, Zang und Fu**, die **Fünf-Elemente-Lehre**, das **Qi** (Lebensenergie), die **Meridiane**, beschreibt auch **diagnostische Methoden** (Tasten des Pulses, Ansehen der Zunge, Untersuchung der Exkremente), **Massagen, Kräuteranwendungen, Mineralien, Bäder, Ernährungsweisen,** die **Moxibustion** sowie die **Meditation.**

Zu **Yin und Yang :**
Es sind Bezeichnungen, haben aber keine Formen, sie sind unzählbar. Sie unterscheiden sich von anderen direkt sichtbaren Substanzen, sie sind ein abstrakter Begriff für den Gegensatz, für die Eigenschaft, einander entgegengesetzt zu sein und sich einander gegenseitig zu ergänzen. Sie erscheinen in unzähligen Dingen. Diese gegenseitige Erzeugung, diese gegenseitige Abhängigkeit zwischen Yin und Yang ist quasi als Grundgesetz im Universum verankert.

Die Yin und Yang-Theorie ist die Grundlage für jede medizinische Diagnose und Behandlung, sie schlägt eine Brücke zwischen der Medizin und Yin und Yang, so wie die Aktivität und das Leben des Menschen eine Interaktion ist zwischen ihm und seiner natürlichen Umgebung.

So wird auch die Seele resp. die Psyche des Menschen als eine Interaktion zwischen ihm und seiner Umgebung angesehen. Yin gilt als dunkel, wässrig, kühl, passiv und weiblich; Yang als hell, trocken, heiss, aktiv und als männlich. Das eine ist ohne das andere nicht existenzfähig.

Yin und Yang, Zang und Fu und die Zyklen der Fünf-Elemente-Lehre steuern zusammen den Fluss Qi. Ein Ungleichgewicht des Fliessens des Qi führt zu Krankheit. Diese Vorstellung von Krankheit, resp. Erkrankung kommt auch innerhalb der Darstellung der ägyptischen Medizin vor. **Disharmonie als Erzeugung von Krankeit!** Ist der Fluss (Qi) unterbrochen oder gestört, so Esoteriker heute, so befinde man sich in einem Zustand der Blockade. Diese Blockade gelte es zu durchbrechen, so ihre Theorie.

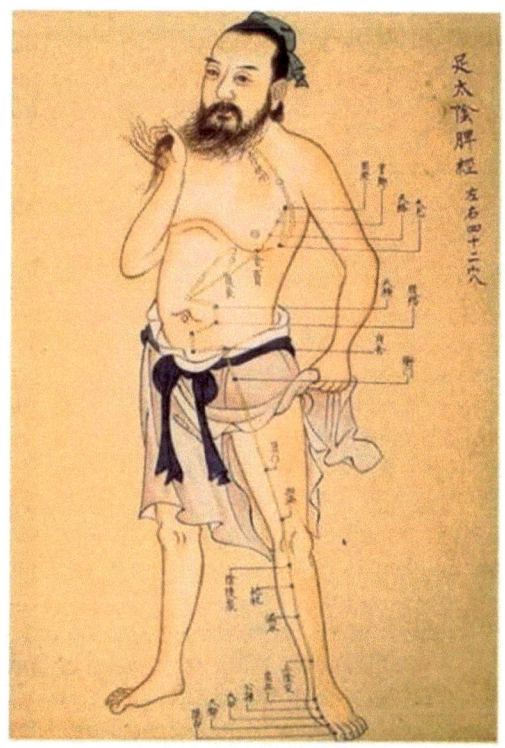

Es ist interessant, dass in der (älteren) Geschichte der chinesischen Medizin – so weit man es heute weiss – kaum Operationen auftauchen. **Alles wird durch die Balance dieser Kräfte geregelt und geheilt, auch die Seele (Psyche).**

Operationen tauchen erst in späteren Zeiten altchinesischer Medizinpraktiken auf.

Bild: www.wikipedia.org

Meridiane und Akupunktur:
Die Akupunktur gilt in der Traditionellen Chinesischen Medizin als die Königsdisziplin. Sie folgt den Meridianen, den sog. Energiebahnen, der Lebensenergie Qi.

Jeder dieser Punkte hat, so die TCM, eine spezifische Wirkung auf die emotionale Ebene des Menschen. Der chinesische Name für diese Nadel heisst denn auch: „**Pfeiler der Seele**".

Somit haben hier diese Meridian-Punkte Einfluss auf die menschliche Psyche. Tür und Tor für div. psychotherapeutische Interventionen stehen damit offen. Somit scheint die TCM auch eine Möglichkeit zur psychiatrischen Intervention darzustellen.

Die Pfeiler der Seele wirken via Seele, was vermutlich wenigen westlichen Patienten bewusst zu sein scheint.

In Europa (und in der neuen Welt) wurde die chinesische Medizin (CM) zur ‚traditionellen' chinesischen Medizin (TCM). Weshalb dies so geschah, ist unklar, ist denn der Gebrauch, resp. der sprachliche Ausdruck ‚TCM' in China selber eher unüblich. Im Chinesischen Ausdruck fehlt das Wort traditionell. Vielleicht will man im Westen damit Ehrfurcht vor uralten (überalterten?) Erkenntnissen im modernen europäischen Menschen wecken, um auch dem letzten agnostischen Skeptiker den Wind aus den protestierenden Segeln zu nehmen.

Würden die heutigen westlichen Esoteriker in ihren Praxen die TCM wirklich ernst nehmen, also die Tradition inkludierend in ihren teils abstrusen Heilungspraktiken einbauen, dann müssten sie auch zurück fallen in die **Ahnenmedizin** und eifrig mit Orakelknochen und Schalen von Schildkröten hantieren. Denn die Theorie der alten Chinesen besagt, in einer gewissen Analogie zur ägyptischen Medizin, dass verstorbene Ahnen via boshafter Magie in die lebenden, erkrankten Menschen eindrängen und krankheitserregend wirken würden. In einem gewissen Sinne decken die Reinkarnationstherapien der Esoteriker diese Verbindung zu den Ahnen her.

Des Weiteren müssten moderne europäische Praktiker der TCM sogleich auch in die **Dämonenmedizin** zurück fallen, denn die in die Jahre gekommene Ahnenmedizin führte bei den Altvorderen zur Dämonenmedizin. (Auch hier eine Parallele zur ägyptischen Medizin).

Wiederum gilt die Ansicht, dass bösartige Dämonen in den Körper resp. in die Seele des Menschen eingewirkt haben und Krankheiten verursachen. Gewisse alte chinesische Heilungspraktiken hatten daher zum Inhalt, diese Dämonen mit Zauber und Ritualen zu beeinflussen und schlussendlich zu vertreiben. Ein heutiger Anbieter einer TCM-Praxis darf daher ausgehen, dass er richtig liegt, wenn er dem Hilfesuchenden predigt, dass unzählige Dämonen und Ahnen ständig versuchen würden, jede Schwächung seines Körpers zu einem widerwärtigen Angriff zu nutzen. Dies gelte es unter allen Umständen zu bekämpfen und zu verhindern.

Mit der richtigen Intervention des esoterischen Schnellkursus-TCM-Therapeuten könnten die bösen Geister und Dämonen nicht nur eliminiert, sondern durch richtiges und schlaues Anwenden, von der Person selbst resp. von seinen eigenen Schutzgeistern und eigenen, ihm freundlich gesinnten Dämonen zu seinem eigenen Beistand gewonnen (einbezogen) werden.

Schliesslich gäbe es da ja eine Hierarchie, eine sog. metapsychische Hierarchie, innerhalb der ein niedriger Dämon von einem höhergestellten Dämon eingefangen und gezwungen würde, ihm ebenfalls als Beistand zu dienen. So wäre man doppelt geschützt und im Bedarfsfall, also bei drohender Krankheit, bestens für den Gegenangriff gewappnet. Ja, diese Medizinvorstellung hat etwas Dämonisches an sich.

Als Dämonenmedizin wurde früher die Akupunktur (Nadelstiche auf Meridian-Punkten) angesehen, wie auch die **Moxibustion**, also das Brennen von bestimmten Hautpunkten und die Massage bestimmter Körperregionen (z. B. Shiatsu). Übrigens ist ein Verweis auf bestimmte Tätowierungspunkte bei Ötzi, mit gleicher Absicht bezgl. Beeinflussung der Gesundheit durch gewisse, gezielte Behandlung von Hautpunkten, zulässig. Denn das Ziel jeder oben erwähnter Intervention war es, die eindringenden Dämonen zum Verlassen des Körpers und Geistes zu zwingen und um einen Schutzgürtel um sich zu ziehen.

Man kann diese Praxis zur Dämonenverhinderung und -austreibung auch betrachten als Vorstufe z. B. des katholischen Exorzismus. Esoterische Schnelltherapeuten betätigen sich somit im Grunde genommen ebenfalls exorzistisch.

Amulette etwa sind somit an oder auf sich getragene Gegenstände (Anhänger, Medaillons, Maskottchen, Puppen, Talismane, Fetische) mit ‚exorzistischen' Funktionen, quasi **Objekte des Exorzismus**, die Glück bringen oder Gefahren abwenden sollen und denen eine Unheil abwehrende (Zauber-)Kraft zugeschrieben wird. Sie bilden den Schutz und die Abwehr vor bösen Geistern und unheilvollen Einflüssen. Sie vertreiben Dämonen.

Des Weiteren müssten moderne europäische Praktiker der TCM sogleich auch in die **Religiöse Medizin** zurück fallen. Diese diente einer Religion resp. einem Herrschaftsgebilde und war die Bemühung, klar strukturierte und herrscherfreundliche Organisationsformen durchzusetzen. Es ist ein Versuch eine neue soziale Hierarchie aufzubauen, und im Falle vieler Esoteriker der Versuch, eine neue Gottheit, eine neue göttliche Ordnung ausserhalb der etablierten Landeskirchen aufzubauen. Es ist daher nicht verwunderlich, dass viele esoterische Bücher, TV-Sendungen oder Neugruppierungen **neue Gottheiten** propagieren, wie z. B. aufgestiegene **Meister a la Saint Germain** (violetter, 7. Strahl).

In esoterischer Manier jedenfalls stand dieser Meister weit über dem Meister mit dem Namen: Jesus Christus! (einst nur 4. Strahl). Heute hat sich die ‚Strahlenwissenschaft der aufgestiegenen Meister' jedoch weiter entwickelt, denn zurzeit ist Jesus Christus in deren Augen ebenfalls weiter aufgestiegen nach seiner Rückkehr ins Himmelreich und belegt aktuell wieder den höchst aufgestiegenen Meisterplatz. Das wird sich vermutlich nochmals ändern!

Auf alle Fälle hat eine neue religiöse Medizin und das Aufkommen esoterischer Therapien zu tun mit der Krise der bestehenden Staatengebilde, der Religionen und Kirchen, der Gesellschaftsordnung usw. Im alten China führte das Aufkommen der religiösen Medizin damals auch zu neuen theokratischen Herrschaftsformen in welcher die Sünde, Reue und Busse als solche eine zentrale Rolle spielte.

Des Weiteren müssten moderne europäische Praktiker der TCM sogleich auch in die **Entsprechungsmedizin** zurück fallen. Auch sie ist ein Heilsystem der TCM. Hier geht es um Abhängigkeiten und Koexistenzen von- und miteinander. Hier greift man zurück auf die Entsprechung von Yin und Yang. **Das Irresein (Verrücktsein) etwa ist eine Disharmonie von Yin und Yang.** Die sichtbare und die unsichtbare Welt stehen zueinander in gegenseitiger Abhängigkeit. Die Entsprechungsmedizin funktioniert unter der Zuhilfenahme der Yin-Yang-Lehre und der Theorie der Fünf-Elemente-Wandlungsphasen. Unsere Welt entspricht einer dazugehörigen Parallelwelt.

Die Entsprechungsmedizin hat sich stark, jedoch nicht vollständig von der Dämonenmedizin gelöst und berücksichtigt dafür vermehrt diverse Naturphänomene: Himmelsrichtungen, Gestirne, Lebensmittel, Himmel und Erde, Regen, Wind, Hitze und Kälte. Es werden physiologische Vorgänge einbezogen.

Die Entsprechungsmedizin funktioniert – vereinfacht - etwa so: ‚*Es gibt dort ein Kraut, das keine Früchte hervorbringt. Sein Name ist ku-jung. Isst man davon, so bekommt man keine Kinder.*‘

Das müsste jetzt wie ein Verhütungsmittel wirken.

‚*Es gibt dort ein Lauftier, dessen Gestalt der Wildkatze ähnelt. Es vereint in sich das männliche und weibliche Geschlecht. Isst man davon, so wird man nicht eifersüchtig.*‘

Ein Mittel gegen Eifersucht.

‚Gegen Verstopfungen, die durch den Verzehr von Läusen bedingt sind, nehme man die Asche eines alten Holzkammes und einer alten Bambuszahnbürste ein.‘

Mittel gegen Verstopfung, resp. gegen Läuse.

Die Vorstellung des menschlichen Körpers war, dass er ein kompliziertes Leitbahnsystem habe, das von Stauungen und Verstopfungen (Blockaden) betroffen werden kann und die es zu durchstossen gilt. Innerhalb dieser Leitbahnen gibt es ‚Kornspeicher‘, wie auch ‚Paläste‘, zwischen denen ein geregelter Austausch von Einflüssen stattfinden muss, damit die Harmonie wieder hergestellt ist. Dies klingt jetzt für den ökonomischen Menschen nach Ökonomie und Staatswirtschaft und Organisationsform. Möglicherweise waren gesellschaftliche Unruhen im alten China mit verantwortlich für die Entwicklung der Chinesenmedizin. Es war sozusagen auch Medizin für den gut funktionierenden Staat, wirkte gegen soziale Unruhe und führte zu geregelten Lebensabläufen, ohne Hunger und inneren Zwistigkeiten. Was für die Staatengebilde gut war, funktionierte auch im menschlichen Organismus.

‚Vorbeugungs- *und Heilmassnahmen wurden entsprechend dieser Systematik entwickelt. Grundsätzlich ging es darum, Überflusserscheinungen „abzuleiten" und Mangelerscheinungen „aufzufüllen". Ziel war eine* **Harmonisierung** *der Strömungen und Wandlungen im Organismus. Dies entsprach den Vorstellungen der Konfuzianer zur sozialen Ordnung. So lange der Konfuzianismus in China bestimmend war, schützte die herrschende Schicht die entsprechende Medizin als die offiziell einzig zulässige. Dadurch wurde ein archaisches Heilsystem bis in die Neuzeit hinübergerettet. Das klassische schriftliche Zeugnis Huang-ti Neiching oder* **Huangdi Neijing** *stammt etwa aus dem 3. Jahrhundert vor unserer Zeitrechnung. An Heiltechniken werden hier vor allem die wahrscheinlich der Dämonenmedizin entlehnten Verfahren des Nadelns und Brennens dargelegt. Einige Passagen enthalten Hinweise auf Massage, Waschungen und heisse Pressungen. Es werden auch einige Arzneidrogen erwähnt.‘*
(Aus Wikipedia: https://de.wikipedia.org/wiki/Traditionelle_chinesische_Medizin)

Schlussendlich müssen moderne europäische Praktiker der TCM noch die **Naturkundemedizin** anwenden. Darunter fallen die Chinesischen Heilkräuter und die konzentrierten Granulate (Medizin in konzentrierter Form). Einige Chinesische Heilkräuter seien hier erwähnt.

Kräuterliste

Lateinisch/ Chinesisch	Deutsch
Ginseng radix 人参 RENSHEN	Ginseng (beruhigend und ausgleichend) Müdigkeit, Kraftlosigkeit, Appetitlosigkeit, Diarrhö, schützt die Nierenenergie, gegen Milz-Qi-schwäche, Kurzatmigkeit, Keuchen, Analprolaps, Uterusprolaps, Magenprolaps, fiebrige Erkrankungen, diabetische Stoffwechsellage, Säfteverlust, hohes Fieber, schützt die Herzenergie, **Vergesslichkeit, Unruhe, Schlaflosigkeit**
Polygonati rhizoma 黄精 HUANGJING	Sibirischer Weisswurz-Wurzelstock (antibiotisch, entzündungshemmend, tonisierend) schützt und ergänzt Qi, gegen Müdigkeit, **geringe Belastbarkeit**, Verdauungsschwäche, Husten, wenig Auswurf

Polygonati officinalis seuodorati rhizoma 玉竹 YUZHU	Wohlriechender Weisswurz-Wurzelstock (Säfte ergänzend) Husten, trockener Rachen, Reizbarkeit, Durst, trockener Mund, Schmerzen und Krämpfe der Muskulatur, Taubheit, Benommenheit, Schwindel, Fieber, Obstipation, starker Hunger
Atractylodis macrocephalae rhizoma 白术 BAISHU	Atractylodenwurzelstock, Korbblütlergewächs (Qi schützend und ergänzend) Müdigkeit, Diarrhoeneigung, Appetitverlust, Brechreiz, Ödemneigung, verminderte Miktion, Völlegefühl, gespanntes Abdomen
Citri reticulatae pericarpium 陈皮 CHENPI	Mandarinenschalen (Qi bewegend und regulierend) Spannungsgefühl im Oberbauch und Bauch, Völlegefühl, aufgetriebener Bauch, Übelkeit, Brechreiz, Aufstossen, Verdauungsstillstand, Husten mit viel Auswurf, **Druck-u. Spannungsgefühl im Brustkorb**, Schwäche
Dioscoreae oppositae rhizoma 山药 SHANYAO	Yamswurzelknollen (Qi schützend und ergänzend) Schwäche des Mitten-Qi, Diarrhö, Müdigkeit, spontane Schweisse, Flour albus, Appetitlosigkeit, Lungen-Qi-Schwäche, chronischer Husten, Samenfluss, Miktionsstörungen
Coptidis rhizoma 黄连 HUANGLIAN	Goldfadenwurzelstock (kühlend, entgiftend und desinfizierend) Fiebrige Erkrankungen, Entzündungen, Palpitationen, Schlaflosigkeit, **Bewusstseinsstörungen, wirres Reden**, Blutungen im Schleimhautbereich, schmerzhafter, trockener Rachen, gerötete Augen, Ikterus, Brechreiz

Aus: www.bosun.eu

Viele **chinesische Indikationen (TCM)** weisen Entsprechungen auf psychische Krankheiten resp. Seelenprobleme (Symptome) hin: Vergesslichkeit, Unruhe, Schlaflosigkeit, Appetitlosigkeit, Lustlosigkeit, schnelle Erschöpfbarkeit, geringe Belastbarkeit, Druck und Spannungsgefühl im Brustkorb, Bewusstseinsstörungen und wirres Reden, um nur einige zu nennen.

Über die Medizin des alten China gäbe es noch viel zu berichten. Abschliessend hier noch ein Beitrag über die Moxibustion und die Fünf-Elemente und Zang und Fu:

Moxibustion

Die Moxibustion ist mehr als nur das Setzen von Nadeln wie bei der Akupunktur. Hinzu kommt jetzt die Stimulierung der Nadeln durch Hitze. Die Hitze wird durch das Abbrennen von getrocknetem Moxakraut erreicht, wobei die Hitze durch die Akupunkturpunkte in den Körper einzieht.

Nebst der Vertreibung von Feuchtigkeit und Kälte hofft man damit das Qi zu bewegen, resp. es wieder in Schwung oder in Gang zu bringen (zu stimulieren).

Daher ist das Hauptanwendungsgebiet der Moxibustion:

- chronische Bronchitis und Asthma
- **depressive Verstimmungen**
- Schwächezustände nach chronischen Erkrankungen (z. B. Diarrhö)
- Erschöpfungsreaktionen

Und bereits sind wir mitten in der Behandlung von psychischen Erkrankungen, im Besonderen der depressiven Verstimmung und Depression. Das soll jetzt jedoch keineswegs erstaunen, nennen sich die Nadeln bei der Akupunktur ,Pfeiler der Seele'.

Die direkte Moxibustion, das Anzünden eines kleinen Moxakegels auf der Haut, ist nichts für europäische Weicheier: Sie ist mitunter schmerzhaft und verbrennt stellenweise die Haut!

Nicht so bei der indirekten Moxibustion. Dort wird das Moxakraut ohne direkte Berührung mit dem Körper abgebrannt. Gelegt wird vorher eine ca. 1 – 2 mm dicke Scheibe frischen Ingwers auf den Akupunkturpunkt und verglimmt dann einen ca. 1 cm grossen Moxakegel darauf. So wirkt die Wärme auf einer breiteren Fläche.

Einen noch durchgreifenderen Erfolg versprechen sie sich mit sog. Moxazigarren, dass sind Moxastangen, die in ein dünnes Papier eingerollt sind und ca. einen halben bis einen Zentimeter entfernt vom Akupunkturpunkt angezündet werden. Verspürt der Patient ein zu hohes Hitzegefühl, vergrössert man die Brenndistanz um einige weitere Zentimeter und nähert sich nach einer Abkühlungszeit wieder der Haut. Diesen Vorgang wird wiederholt.

Die Moxibustion durch Erhitzung erfolgt mit speziellen Akupunkturnadeln. An ihnen wird ein Stück Moxawolle befestigt und angezündet. Die Hitze der Nadel wird direkt in die Tiefe der Haut resp. ins Gewebe geleitet.

Übrigens eignet sich neben dem Moxakraut auch Beifusskraut. Es ist jedoch einerlei was Verwendung findet, wichtig ist, dass die Haut sich rötet und ein wenig schmerzt. Brandblasen sind durchaus beabsichtigt und stellen den Therpieerfolg sicher! Es erübrigt sich zu mahnen, die Moxibustion nicht im Gesichtsbereich durchzuführen. Dort eignen sich eher harmlosere Moxibustionspflaster.

Fünf-Elemente-Lehre

Zur Vervollständigung der Lehre der Chinesischen Medizin sei hier noch folgende, selbstredende Grafik beigefügt. Im Huangdi-Neijing steht: *„Die fünf elementaren Energien umfassen die Myriaden der natürlichen Phänomene. Dieses Muster lässt sich ebenso auf den Menschen anwenden."*

Feuer
Farbe: Rot, Rotgelb
Jahreszeit: Sommer
Klima: Hitze
Impuls: nach oben spitz
Emotion: Begierde
Form: Dreieck, spitz, scharfkantig
Material: Felle
Himmelsrichtung: Süden
Gebäude: spitze Formen, steile Satteldächer, Goth. Kirchen
Landschaft: spitze Gebirge

Holz
Farbe: Grün
Jahreszeit: Frühling
Klima: Wind
Emotion: Zorn
Bewegung: nach oben außen
Form: hohes Rechteck, aufstrebend
Material: Holz, Naturfasern
Himmelsrichtung: Osten, Südosten
Gebäude: Türme, Säulen, Hochhäuser
Landschaft: Wälder, Bäume

Erde
Farbe: Gelb, Braun
Jahreszeit: Spätsommer
Klima: Nässe
Impuls: Horizontal rotierend
Emotion: Grübeln
Form: flach, liegendes Rechteck
Material: Ton, Lehm, Ziegel
Himmelsrichtung: NO;SW, Mitte
Gebäude: Bauten mit Flachdach,
Landschaft: Ebene, Plateaus

Wasser
Farbe: Blau
Jahreszeit: Winter
Klima: Kälte
Emotion: Angst
Impuls: nach unten
Form: wellenförmig, unregelmäßig
Material: Glas, Wasser
Himmelsrichtung: Norden
Gebäude: Bauten mit unregelmäßiger Silhouette
Landschaft: Hügellandschaft, Wasser

Metall
Farbe: Weiß, Gold, Silber
Jahreszeit: Herbst
Klima: Trockenheit
Impuls: nach innen
Emotion: Trauer
Form: rund, gewölbt, kuppelförmig
Material: Metall, Gold, Silber
Himmelsrichtung: Westen, Nordwesten
Gebäude: Kuppelbauten, Bogenfenster
Landschaft: kugelartige Erhebungen

Grafik aus: https://www.google.ch/imgres?imgurl=https://www.hrm.de/files/images/pictures/4040/original.png

Jedem Element werden feste Krankheitssymptome zugeordnet, wie auch die Therapiepunkte auf den Meridianen einem oder mehreren Elementen zugeordnet werden. Der Arzt hat dies herauszufinden und kann mit entsprechenden Massnahmen diese Elemente beeinflussen. Damit stärkt er die Selbstheilungskräfte.

Zang und Fu

Es ist ein Zuordnungssystem zu Yin und Yang. Lunge, Leber, Herz, Milz und Nieren sind Zang-Organe (zu Yin). Magen, Darm, Gallen- und Urinblase sind Fu-Organe und werden Yang zugeordnet.

Griechenland (Asklepios, Hippokrates, Galen)

Im antiken Griechenland entwickelte sich bereits im 8. Jahrhundert v. Chr. langsam eine neue Hochkultur, die ihre Blütezeit etwa im 4. Bis zum 2. JH. v.Chr. entfaltete. Die Anfänge liegen gemäss dem Philosophen Karl Jaspers also in die Epoche resp. des Beginns der sog. Achsenzeit.

- Archaische Zeit (750 – 500 v. Chr.) Entwicklung der griechischen Polis
- Klassische Zeit (500 – 336. v. Chr.) Perserkriege, Athen kontra Sparta
- Hellenistische Zeit (336 – 30 v. Chr.) Alexander der Grosse.

Erstmals stellten namhafte Persönlichkeiten die ihnen suspekt gewordenen, übernatürlichen Kräfte aus dem Jenseits, also die Dämonen und die Dämonenlehre, wie auch die Ahneneinflüsse oder die göttlichen Kräfte als Ursächlichkeit alles Seienden und im Speziellen der irdischen Krankheiten **in Frage** und suchten für die verschiedensten Phänomene, Vorstellungen und Fragestellungen des täglichen menschlichen und kulturellen Lebens Antworten innerhalb des Natürlichen, also innerhalb der sie umgebenden Natur im Diesseits.

Übernatürliche Kräfte mochten zwar als Ursache auch bei manch alten Griechen, Politikern, Priestern, Wissenschaftlern, Künstlern etc. noch immer gewirkt haben (Götterhimmel) oder vermutet worden sein, aber man hatte diese althergebrachten Erklärungsmodelle irgendwie satt, die stets auf die (einfältigen) ursächlichen Einwirkungen von rachebesessenen Dämonen, bösen Geistern oder bestrafenden göttlichen Fügungen beharrten resp. solche postulierten. Man suchte nach neuen, modernen und wissenschaftlicheren Erklärungsmodellen.

Es war die Zeit der Hinwendung vom Esoterischen zum Exoterischen, also zur Veröffentlichung, zum öffentlich Machenden. Die geheimbündnerischen Machtzirkel der Esoteriker (resp. der politischen Priesterklasse) wurden aufgebrochen und zerstört. Die Kultur erhielt neue religiöse und politische Machtverhältnisse. Die **Geburt der Demokratie** lag den Griechen unweit vor den Füssen. Demokratie ist der Tod geheimbündnerischer (esoterischer) Machtzirkel und die Geburt einer freieren, aufgeklärteren Gesellschaft.

Die bösen Geister, die Dämonen, die unheimliche, kaum fassbare Macht der Götter hatten ausgedient und wurden von modern eingestellten Wissenschaftlern und Politikern des antiken Griechenland immer mehr belächelt und zur Seite gestellt. Naturnahe Erklärungsversuche erhielten immer mehr Gewicht und mehr Raum innerhalb der antiken griechischen Gesellschaft. Die Medizin erfuhr eine Abkehr von der allzu glaubensbelasteten Mythologie.

Diese **Abkehr vom Übernatürlichen**, von der Magie und Mythologie war der **Einstieg in die Wissenschaft**. Diese überzeugte Abwendung von Furcht einflössendem Aberglauben (von Göttern, Dämonen und Ahnen und damit von Strafe, Sünde und Busse) und von versponnenen, esoterischen Erklärungsversuchen wurde zum Motor für Forschung und Wissenschaft der antiken, griechischen Gesellschaft. Somit galt - für die westliche Kultur - die antike Griechenzeit als die Geburtsstunde der wissenschaftlichen Medizin und somit auch für die Psychiatrie.

Die geistigen Väter der antiken Griechen, die Errungenschaften der alten Ägypter, die unter anderen Wegen via der kretischen Kultur (Kreta, Minos) auf das griechische Festland gelangten, wurden in Frage gestellt und die alten Zöpfe dieser frühen Hochkultur hatten bald ausgedient.

Es waren bereits die vorsokratischen Naturphilosophen Pythagoras, Heraklit, Empedokles, Philistion und Demokrit die das damalige (ägyptische) medizinische Heil-Wissen von der Magie befreiten. Man begann die Natur zu erfassen und theoretisch zu erklären oder zu deuten. Das Zeitalter der Mathematik, der Astronomie, der Geografie, der Botanik und Zoologie, der Technik und vor allem der Medizin begann.

Dieser Einstieg in die Wissenschaft war also erstens die Überwindung der Erfahrung vom Hier und Jetzt, zweitens das Eindringen in die Geheimnisse der Wissenschaft und drittens die Entwicklung der Grundsätze und Regeln für ein gutes Leben.

Asklepios

Noch war es nicht soweit. Auch das antike Griechenland kannte seine Götter. Asklepios etwa war so einer. Er galt in der griechischen Mythologie als Gott der Heilkunst. In den Darstellungen wird er immer begleitet vom Äskulapstab, einem von einer Schlange umschlungenen Stab. Seinem Markenzeichen.

Asklepios war der Sohn des Apollon und der Koronis, einer Königstochter. Götter schwängerten dazumal gerne schöne Töchter grosser Könige und stellten somit irdische Verbindungen her. Asklepios war eine solche irdische Verbindung und ausgestattet mit göttlicher Macht wurde er ein Gott der Heilkunst.

Allerdings liess sich Koronis, obwohl von Apoll geschwängert, noch mit dem irdischen Ischys ein. Klar, dass ihr Apollon zürnte, sie von seiner Schwester Artemis töten liess, um sie dann auf dem Scheiterhaufen zu verbrennen.

Ein gewisser Hermes schnitt den noch ungeborenen Asklepios aus Koronis Schoss heraus und übergab den Säugling Kentaur, der das Kind in der Heilkunst unterrichtete. Auf diese Weise erhielt Äskulap (Asklepios) sein medizinisches Wissen.

Als mythologische Figur wird Asklepios nachgesagt, er habe aucfh einen Toten wieder zum Leben erweckt. Zudem wird er auch in der Ilias des Homer erwähnt. Es wird berichtet, dass er sowohl als Mediziner wie auch als Chirurg grosse Kenntnisse gehabt haben soll. Auch die Kräuterkunde beherrschte er.

Um ihn entstand ein eigentlicher Asklepioskult mit vielen berühmten Tempeln, zu denen Wallfahrten um medizinischen Beistand unternommen wurden. In diesen Tempeln wurden Heilbehandlungen durchgeführt, medizinische Waschungen vorgenommen und darin unter Anleitung geschlafen. Der (gute) Schlaf wurde als Heilbehandlung angesehen.

Das war jetzt wichtig! Weil der Schlaf als solcher ein Naturphänomen ist und nicht eine göttliche Macht, auch kein Dämon und kein Ahneneinfluss. Die Heilbehandlung durch den Schlaf erfuhr die Aufwertung zur Kur. Und dies war eine Behandlung durch die Natur, eine natürliche medizinische Behandlung. Ahnen, Geister und Dämonen blieben draussen vor der Türe.

Der Schlaftherapie folgten auch Diätbehandlungen. Hinzu gesellten sich also medizinische Diätkuren. Es wurde versucht, den Menschen durch eine gesunde, diätetische Ernährung Heilung zukommen zu lassen. Erholsamer Schlaf und gute Ernährung als Medizin für erkrankte Menschen. Dazu gesellte sich gute Luft, denn diese Tempel wurden immer ausserhalb städtisch-urbaner Gegenden aufgestellt und betrieben. Ausser guter Luft kam auch Sonne und Licht hinzu. Sonnenstrahlen etwa waren wirksam gegen Hauterkrankungen (Ekzeme), Licht wirkte gegen depressive Verstimmungen. Die Abkehr von Lärm und Tumult beruhigte das Gemüt. Im Angebot standen Bäder und Waschungen.

Der Asklepion-Heil-Kult war geboren. Solche Tempel gab es auf Sizilien, Epidauros, Paros, Spanien (Katalanien), Peloponnes, Rom (Tiberinsel), Kreta, Athen, Pergamon, Trier, Kos. Auf Kos, in einem Asklepion-Tempel, soll Hippokrates ausgebildet worden sein.

Die Asklepios-Heiltempel bestanden aus einem Tempel, einem Sanatorium mit Behandlungszimmern und Wohnanlagen. Grössere Anlagen hatten Säulenhallen, Terrassen, abgesonderten Räume für Geschlechts- und Leprakranke. Nicht einmal eine Medizinschule fehlte. Badeanlagen zur Erholung mit naheliegendem Pinien- und Zypressenwald, alles war vorhanden.

Wegbereiter der Medizin waren Philosophen. Zu nennen sind: **Sokrates, Platon** und **Aristoteles**. Sie trugen viel zur Entwicklung der Medizin bei. **Empedokles** formulierte die vier Elemente oder Urstoffe: Luft, Feuer, Wasser, Erde. Eine Analogie zur chinesischen Einteilung in die fünf Elemente.

Auf die Medizin übertragen wurden aus diesen 4 Urstoffen die vier Säfte: Blut, gelbe Galle, schwarze Galle und Schleim. Es war wiederum die Vorstellung eines **Ungleichgewichts zwischen diesen Säften**, die zur Krankheit führte. Die 4-Säfte-Lehre entwickelte sich in der Zeit der griechischen Klassik, also um 480 bis 323 v. Chr. und wird im Corpus Hippocraticum als ‚Humoralpathologie' erwähnt. Das **Corpus Hippocraticum** ist eine **Sammlung medizinischer Texte**, die dem berühmten Hippokrates zugeschrieben wird, vermutlich jedoch von seinen Schülern und von weiteren Ärzten in späteren Zeiten zusammengetragen wurde.

Hippokrates von Kos

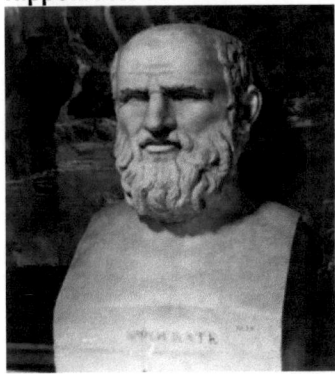

Hippokrates von Kos (460 – 370 v. Chr.)
Bild: https://www.geo.de/magazine/geo-epoche-kollektion/16968-rtkl-gesichter-der-antike-der-eid-des-heilers-hippokrates

Berühmtester Arzt der Antike
Hippokratischer Eid. Corpus Hippokratikum: Schriften über Medizin.
Abkehr vom Dämonenglauben als Ursache für Krankheiten, Hinwendung zum Natürlichen und Fassbaren.

Geboren: um 460 v. Chr. auf Kos, Griechenland
Gestorben: um 370 v. Chr. Grab unbekannt
Aus: Wikipedia

Hippokrates von Kos, geboren um 460 v. Chr. auf der Insel Kos im Mittelmeer, gestorben um ca. 370 v. Chr. musste demnach etwa 90 Jahre alt geworden sein. Für die damalige Zeit ein ordentlich hohes Alter. Er gilt noch heute als der berühmteste Arzt seiner Zeit. Er entstammte einem berühmten Geschlecht, selbst sein Vater war bereits Arzt. Somit wird er seine ersten Erfahrungen auf dem Gebiet der Heilung und der Medizin durch die Tätigkeit seines Vaters gemacht haben.

Wie üblich zur damaligen Zeit, wurden berühmte Lehrer zu sich bestellt oder besuchte diese an ihren Wirkorten, um sich von ihnen schulen zu lassen. So erhielt

Hippokrates auch eine Ausbildung in Philosophie und ebenso auf dem wichtigen Gebiet der Rhetorik. Als ordentlich ausgebildeter Arzt verliess er Kos und reiste als wandernder Mediziner und Heiler in Griechenland und in Kleinasien umher. In gewissen Gebieten soll er sich mit Seuchen und deren Bedrohungen für das Volk auseinander gesetzt und Ratschläge erteilt haben.

Überliefert sind er und seine Lehren nachweislich in später angefertigten Abhandlungen. Hippokrates von Kos wurde in alten Schriften mehrmals erwähnt, was seine Existenz zu belegen vermag. So sprach Aristoteles von ihm in seiner Abhandlung ‚Politik' als grossen Arzt (nicht körperlich gemeint). Zudem schöpfte Aristoteles mehrmals aus seinem Werk, also aus Schriften des Corpus Hippocraticum.

Auch Platon erwähnte ihn in seinem Werken ‚Phaidros' und ‚Protagoras', vielleicht beiläufig.

Auch der griechische Arzt ‚Galen' berief sich auf Hippokrates, als er in Rom tätig war. Galen war es dann auch, der die hippokratische Viersäftelehre weiter entwickelte und darauf eine Temperamentlehre aufbaute. Galen bemerkte die Zusammenhänge innerhalb einiger hippokratischer Schriften zwischen Körperbau und Charakter, auf die er in seiner späteren Typenlehre dann näher einging.

Körperbau und Charakter, wie allgemein die Typenlehre beschäftigte und faszinierte auch noch viel später Psychiater bis ins 20.te Jahrhundert. Erwähnt sei hier Ernst Kretschmer resp. dessen Typenlehre, der dafür 1929 für den Nobelpreis für Physiologie oder Medizin nominiert wurde. Erhalten hatte er ihn jedoch nicht.

Das Corpus Hippocraticum ist ein aus etwa **60 - 70 Schriften** zusammengetragenes Werk, welches aus dem 5. JH. v. Chr. bis zum 1. JH. n. Chr. entstammt und eindeutig von mehreren Personen verfasst wurde. Dies lässt sich vermuten, weil die Schrift stilistisch heterogen daherkommt, was auf mehrere Autoren schliesst. Dass es jedoch durch Hippokrates initiiert wurde, ist wahrscheinlich, historisch jedoch nicht gesichert.

Aus heutiger Sicht ist das Werk die Darstellung einer empirisch und rational zu nennende Medizin, ohne Hokuspokus, denn es lehnt die Vorstellung einer übernatürlichen Entstehung und Heilung von Krankheiten im Grundsatz ab.

Teile der Schriften wurden angeblich im Jahre 280 v. Chr. in die berühmte Bibliothek von Alexandria aufgenommen und dort erst im 2. JH. n. Chr. zu einem

Gesamtkorpus (Gesamtwerk) zusammengefasst. Ob es beim grossen Brand dort zerstört wurde, ist ungewiss. Die heute noch vorliegenden Ausgaben des Corpus Hippocraticum sind Abschriften aus mittelalterlichen Manuskripten, also mögen zumindest Teile des ‚Corpus' die Zeiten überlebt haben.

Es gibt Auskunft über Epidemien, über Prognosen und Diagnosen und enthält wichtige Traktate über die heilige Krankheit (Epilepsie, Fallsucht) und über die Umwelt, sowie auch über chirurgische Massnahmen, etwa bei Knochenbrüchen. Es beschreibt eine Medizin (Anweisungen zur Therapie) auf der Basis einer **vernunftgemässen Naturbeobachtung** und enthält auch Krankengeschichten, die einem Arzt sowohl bei der Diagnose, als auch bei der Prognose behilflich sind.

Viele Krankheiten erklären sich darin aus dem Ungleichgewicht der vier Körpersäfte. Dämonen und Geister als Ursächlichkeiten sind nicht enthalten, dafür Ratschläge zur gesunden Lebensgestaltung, wie etwa auch zu Diätmassnahmen.
Die Bewegungstherapie findet einen gewichtigen Platz in den darin enthaltenen Therapievorschlägen. Auch Arzneimittel fehlen nicht als Therapie bei bestimmten Krankheiten.
Zu nennen sind hier auch sog. ausleitende Verfahren: **Aderlass, Schröpfen** und **Ausleitung** von Stuhl und Mageninhalt durch Abführ- resp. Brechmittel.

Auch wenn die Krankheitsvorstellungen des Hippokrates heute keinen, ausser einem historischen Wert mehr besitzen, blieb von ihm trotzdem einiges: Er forderte vom Arzt eine **körperliche und geistige Hygiene**, persönliche **Integrität**, **Vorsicht**, ein **analytisches Denken** und vor allem auch **Empathie** für den Patienten. Diese geforderte Empathie fehlte beispielsweise reihenweise Ärzten des Holocaust, wie auch während den Weltkriegen.

Hippokrates war der Begründer einer modernen ärztlichen Tätigkeit, forderte er nebst einer sorgfältigen **Beobachtung auch** eine genaue **Befragung und Untersuchung des Patienten**, die **Erarbeitung einer systematischen Diagnose** und **Therapie** unter **Berücksichtigung einer angemessenen Anamnese** wie auch eine **Exploration der Lebensumstände** des Patienten sowie seiner **seelischen Situation**. Somit musste er den Menschen ganzheitlich als Einheit von Körper und Seele verstanden haben.

In diesen Schriften finden sich erste, rudimentär beschreibene Störungen und dazugehörige Krankheitsbilder wie **Epilepsie** (heilige Krankheit), **Phrenitis**, **Manie** und **Melancholie**. Teilweise werden sie ordentlich differenziert beschrieben. Auch die **Apoplexie** und ihre Folgen, also die Entdeckung dieser Krankheit durch den Hirnschlag, gingen auf Hippokrates zurück.

Das hippokratische Werk kann selbstverständlich nicht 1:1 ins 19. und 20. Jahrhundert übersetzt werden. Das gelingt auch nicht für das 21. Jahrhundert. Man kann versuchen es aus dem Blickwinkel der **deskriptiven, phänomenologischen Psychopathologie** zu verstehen und zu interpretieren, was am ehesten gelingt. Dann eröffnet es, teils detailliert, seelische Störungsbilder vom einfachen Symptom bis zur komplexen Symptomkombination.

Darin ist der Untersuchungsgegenstand der Mensch, resp. Patient, der genau beobachtet wird (Beschreibung der seelischen Phänomene) um daraus dann ein Befund zu erheben, der wiederum eingeordnet wird in einen Gesamtzusammenhang. Und dies ist nicht anderes als ein Arbeiten wie mittels dem Instrument der deskriptiven Störungen bezogen auf sichtbare Phänomene.

Das Werk beschrieb eindrucksvoll die ‚Heilige Krankheit‘, die Epilepsie, bereits in der Form einer Geisteskrankheit, resp. schrieb ihr eine eindeutig somatische Ursache zu. Später, im Mittelalter unter dem erstarkten christlichen Glauben wurden nicht mehr somatische Ursachen für diese Krankheit postuliert, sondern wieder Dämonen und böse Geister dafür verantwortlich gemacht, die diese sündigen Menschen befallen hätten. Das war ein gewaltiger Rückschritt.

Die Epilepsie sah Hippokrates als körperliche Erkrankung mit einer ungünstigen Prognose an und führte sie ätiologisch (ursächlich begründend) auf organische sowie auf humoralpathologische Ursachen zurück. Er lokalisiert die **Ursache im Gehirn**, im **Blut**, sowie in der **Herzgegend**, insbesondere im **Zwerchfell**. Im Herz und auch im Zwerchfell wurde in der Antike oft der Sitz der Seele resp. des Verstandes vermutet.

Somit wurde Epilepsie von Hippokrates auch als Krankheit des Verstandes angesehen. Die Krankheit konnte jedoch auch Sitz im Schleim oder in der Galle, insbesondere in der schwarzen Galle haben. Die schwarze Galle war für eine Vielzahl von psychopathologischen Störungen verantwortlich.

Besonders vermerkt sei hier die schroffe Ablehnung einer Ursächlichkeit der epileptischen Krankheit bezogen auf den Aberglauben der magisch-mytischen Weltanschauung. Die Annahme einer körperlichen (oder verstandesmässigen) Ursächlichkeit der Epilepsie ist ein Meilenstein in der Geschichte der Medizin, lehnt sie jede Einwirkung eines übernatürlichen und jenseitigen Dämons oder bösen Geistes vehement ab. Hier fehlt die Sphäre jeden göttlichen, schlechten Wirkens.

Die Ausführungen zur Heiligen Krankheit sind als **Streitschrift** abgefasst. Es wird nämlich gefragt, ob die Epilepsie wirklich eine göttliche Krankheit sei – wie bisher angenommen - und wirklich einen göttlichen Ursprung habe, also durch das Einwirken der Götter verursacht worden sei oder ob sie vielmehr **auf natürliche Ursachen zurückgehe.** So wird im Verlauf der Streitschrift die Bezeichnung ‚Heilige Krankheit' als irreführend betrachtet und vehement abgelehnt.

Epilepsie sei keinesfalls göttlichen Ursprunges, auch wenn die äusseren Symptome der Epilepsie, insbesondere der epileptische Anfall (mit seinen tonisch-klonischen Krämpfen) auf die Menschen einen grossen, ja zu angsterregenden Eindruck gemacht haben mussten. Hippokrates ordnete der Krankheit keine übernatürlichen und jenseitigen Kräfte zu, sondern rein diesseitige Ursachen.

Diese diesseitigen Ursachen sah Hippokrates eher in den Bereichen der Ernährung, der Lebensweise, der Temperatur und des Klimas. Auf der körperlichen Ebene im Fehlen des Gleichgewichtes von Feuchtigkeit und Trockenheit und von Kälte und Wärme. Für ihn war der normale Fluss der Körpersäfte entscheidend, etwa die gute Zirkulation des lebensnotwendigen ‚Pneuma' im Blut. (Pneuma= Atmung, Luft)

Als Therapie führte er eine Diät ins Feld sowie eine ausgeglichene Lebensführung. Eine magisch-suggestive Behandlungsmethode lehnte er ab. Keine Rituale und keine Beschwörungen! Kein göttlicher Zuhilferuf. Keine Strafe durch zornige Götter. Kein Aberglaube! Epilepsie begriff Hippokrates nicht als göttlicher oder heiliger als jede andere Körperkrankheit oder Krankheit des Verstandes.

Bezüglich der Epilepsie kam Hippokrates zu einer erstaunlich klaren Aussage. Er fand, dass das **Gehirn schuld sei an diesem Leiden.** Er erwägte auch die Möglichkeit, dass die Krankheit bereits vor der Geburt, also im Erbgut resp. im Mutterleib angelegt worden sei, weil das Gehirn des Kindes im Verlauf seiner embryonalen Entwicklung nicht ausreichend mit Schleim, einem der Körpersäfte, versorgt resp. gereinigt worden sei. Er war der Meinung, dass der Schleim ungünstigen Einflüssen unterlegen sei, die seine Beschaffenheit sowohl quantitativ wie auch qualitativ verändert haben musste, weil er etwa in seinem natürlichen Fluss gestört worden sei. In der Folge hätten sich die Adern verstopft und der Körper sei daraufhin nicht genügend mit dem ‚Pneuma' (Luft, Sauerstoff) versorgt worden.

Dies ist auch aus heutiger Sicht eine ordentliche medizinische Erklärung für die Krankheit Epilepsie.

Auch wenn im Corpus Hippokraticum keine Diagnosen gestellt und auch keine eigenständigen Krankheiten beschrieben worden sind, lässt sich mittels der phänomenologisch-deskriptiven Methode eine Klammer zum heutigen Klassifikationssystem ICD-10 ziehen. Falls ein solches Verfahren überhaupt legitim ist, werden folgende Störungsbilder beschrieben:

- Delirantes Syndrom
- Depressive Episode
- Rezidivierende depressive Störung
- Phobische Störung
- Angststörung
- Dissoziative Störung/Konversionsstörung
- Somatisierungsstörung
- Somatoforme Schmerzstörung
- Schizophrene Störung
- Intelligenzminderung oder auch
- Parasomnie (mit dem Schlaf zusammenhängende Störungen, Ängste)

Auffällig ist das Fehlen des Bezuges zu demenziellen Syndromen, was möglicherweise auf die durchschnittlich geringere Lebenserwartung der Bevölkerung zurückzuführen ist. Demenzen befallen Menschen im höheren Lebensalter, selten jüngere Menschen.

Die ‚**Phrenitis**' wurde in die Nähe eines Fieberdeliriums gerückt, auch in die Nähe von Gedächtnisstörungen (Halluzinationen?). Die Patienten fielen oft in einen Zustand schwerer Schläfrigkeit (Somnolenz). Jedoch es fehlte ihnen das Irrereden wie auch affektive Erregungszustände, was eher nicht auf eine Manie oder auf einen schizophrenen Erregungszustand hin deutete. Die Phrenitis-Kranken litten an Müdigkeit und Benommenheit, empfanden Übelkeit und litten unter Kälteschauern gefolgt mit heftigen Fiebern. Sie hatten oft keinen Durst, redeten jedoch nicht wirr und verfielen auch nicht der Raserei. Sie starben in einem Zustand der Stumpfheit mit einem Gefühl der Schwere im Kopf.

Beschrieb dies eine Meningitis? Eine organisch bedingte Hirnkrankheit? Oder eine tödlich verlaufende Lungenentzündung? Eine Körperkrankheit mit psychischen Symptomen? Ein psychosomatisches Krankheitsbild? Auf alle Fälle beschrieb es eine Krankheit, in der Körper und Geist als eine Ganzheit auftraten.

Dahingegen wird der Ausdruck ‚**Mania**' deutlich näher zum Wahnsinn gerückt, wenn Hippokrates schreibt: *,Andererseits sehe ich, wie Menschen rasen* (καηλνκέλνπο) *und von Sinnen sind* (παξαθξνλένληαο) *ohne irgendeinen offen-*

kundigen Grund und wie sie viel Unsinniges tun... ' (Grensemann (1968), S. 61; Jones (1923b), S. 140, Z. 5/6 [Morb.sacr.1. 6,354,4/4 f. Li]). Er beschreibt diesen Vorgang anders als in der Phrenitis und zwar als ein nicht nachvollziehbares und inadäquates Verhalten. Diese Mania ist ein in Raserei fallen und ausser sich geraten, ein wahnsinnig werden und **geistesgestört sein.** Er beobachtet und beschreibt den Patienten als rasend, tobend und wütend oder als verzückt oder betrunken oder als in einen Wahnsinn versetzt.

Interessant ist, dass diese Abhandlungen im ,Buch der Diät' unter dem Kapitel ,**Vernunft und Unvernunft der Seele**' erschien. Offenbar ordnete er die Mania der Unvernunft zu. Der Aspekt der Vernunft/Unvernunft wird in ,die heilige Krankheit' den Körpersäften der Galle und des Schleimes zugeordnet und im ,Buch der Diät' dann auch den Elementen Feuer und Wasser. Eine gewisse Parallele kann man ziehen, wenn man die Galle mit dem Feuer vergleicht, die beide erregend und aktivierend wirken, während der Schleim mit dem Wasser korrespondiert, wobei beide Aktivitäten einengen und reduzieren.

Die ,**Melancholie**' wurde bereits im Corpus Hippokratikum abgehandelt und zwar im Vergleich zur Epilepsie. Es wurde darin auf eine enge Verbindung dieser zwei Krankheitsbilder hingewiesen. Hippokrates war der Meinung, dass Melancholiker in den meisten Fällen auch Epileptiker werden und Epileptiker umgekehrt zu Melancholikern. Er meinte, wenn die Krankheit sich vorrangig auf den Körper lege, dann entstünden Epileptiker. Wenn die Krankheit sich jedoch eher auf den Verstand (Geist) lege, dann führe dies zum Melancholiker. Die eine war also eine körperliche, die andere eine geistige Krankheit. (Hippokrates, Sämtl. Werke, Dr. R. Fuchs, Kap. XXXI. S. 290)

Offenbar imponierte bereits zu damaligen Zeiten die Melancholie (depressive Verstimmung) eher als Geistesstörung, während das Anfallsgeschehen innerhalb der Epilepsie einen Bezug zum Körper manifestierte uns somit eine körperliche war.

Die '**Hysterie**' als Begriff wurde in den hippokratischen Schriften als solcher nie aufgeführt, trotzdem wurden ,hysterische Phänomene' speziell in den gynäkologischen Schriften des Corpus Hippokratikum erwähnt. Formuliert sind Geistesstörungen bei Erkrankungen der Gebärmutter, Erstickungszustände, Taubheitsgefühle und Lähmungen, vegetative Symptome und sauch sexuelle Funktionsstörungen beim weiblichen Geschlecht.

Im **Buch der Epidemien** (1 und 3) des Corpus Hippokraticum wurden psychopathologische Begriffe verwendet, die übersetzt in die heutige Zeit ,vom Wahnsinn geschlagen' ergeben. Die griechischen Wörter παξα (daneben, vorbei, seitab) und θξνύσ (schlagen) kann man deuten auf die Vorstellung, dass Geisteskranke daneben schlagen (vorbei schlagen), also **vom Wahnsinn ‚geschlagen'** sind. Der Terminus παξαθξνύσ interpretiert sich als eine Manifestation einer geistig-seelischen Störung.

Um unterschiedliche Ausprägungsgrade der vorliegenden Geistesstörung zu beschreiben, verwendet der Autor im Corpus gleich vier Zusätze:
- ζκηθξὰ (ein wenig)
- κᾶιινλ (mehr)
- πνιιά (viel)
- πάληα (völlig)

Interpretiert hier als ein wenig vom Wahnsinn geschlagen, bis völlig vom Wahnsinn geschlagen.
Man kann dieses ‚danebenschlagen' auch als Verlust des Bewusstseins ansehen. Vom Wahnsinn geschlagen bedeutet heute natürlich viel mehr als zu Hippokrates Zeiten. Heute gesellen sich etwa folgende Fachbegriffe zum ‚Wahnsinn' des Corpus Hippokraticum, die auf Störungen der Kognition hindeuten:
- Störungen der intellektuellen Leistung (Auffassungs- und Erkenntnisvermögen, Denken, Verstehen, Kritik- und Urteilsfähigkeit)
- Störungen der Orientierung (Ort, Zeit, Person und Situation)
- Störungen der Sinneswahrnehmungen
- Störungen des Gedächtnisses
- Störungen des Bewusstseins (Vigilanz)
- Störungen der kognitiven Funktionen (Aufmerksamkeit, Konzentration)

Zum Herunterladen aus dem Internet:
Fuchs, R.: Hippokrates. Sämtliche Werke. Ins Deutsche übersetzt und ausführlich kommentiert. Bd. I–III. München: Lüneburg 1895/1897/1900.

Interessant ist ein vertiefter Einblick in den Begriff ‚**Wahnsinn**' innerhalb der Schrift des Corpus Hippokraticum. Darin wird das Delir (insania febrilis) behandelt wie auch der Wahnsinn (insania – alienatio mentis chronica). ‚Delirare' meint von der Norm abweichen und verrückt, auch irr reden, irre sein, wie auch wahnsinnig sein oder spinnen. Innerhalb des Delir des ‚Corpus' kann jedoch Fieber vorhanden sein oder auch nicht, was weniger für Wahnsinn spricht.

Mit dem heutigen Begriff des Delirs hatte derselbe im historischen Corpus also weniger mit dem Wahnsinn zu tun, als mit dem psychopathologischen Zustand des Delirs, genauer mit dem fiebrigen Delir.

Unter seinem Hauptwerk „Die heilige Krankheit" erscheint das Delir anders. Im Kapitel der unerklärlichen seelischen Phänomene (Unterkapitel ‚im Wachzustand') beschreibt Hippokrates ‚Andererseits sehe ich, wie Menschen **rasen** und **von Sinnen sind** ohne irgendeinen offenkundigen Grund und wie sie so viel **Unsinniges tun**...'

Hier beobachtet Hippokrates vermutlich ein für einen Mitmenschen offenkundig nicht nachvollziehbares, scheinbar grundloses Verhalten, welches von Wut-anfällen (rasen) begleitet ist, wobei Menschen zudem delirieren (von Sinnen sind). Sie verfallen also in Raserei (rasen), was man heute als wahnsinnig oder/und als geistesgestört bezeichnen würde. Von Aussen betrachtet scheinen sie auch ver-zückt, betrunken oder liebestoll zu sein. Dies beschreibt jetzt nicht das fiebrige Delir, sondern eher den Wahnsinn.

Mit Fug und Recht könnte abgeleitet werden, dass dieser abnorme Erregungs-zustand, dieses von Sinnen sein, auf einen Wahnsinn bzw. auf eine Geistesstörung im psychiatrischen Sinne hindeutet. Die Beobachtung resp. Beschreibung des Rasens, des Tobens, des Ausssersichseins und des sich in einer Art von Rausch Befindens deutet auf die Benennung einer Geisteskrankheit. Sie ist in ein enges Verhältnis zur Deskription zu setzen. Toben, rasen, Ausser sich sein, sich erregen, eine von der Norm abweichende geistige Funktion (Geistesverwirrung) führt in die Nähe der Mania, des Wahnsinnes. Dazu gesellt sich das Irrereden.

Wenn das Gehirn, so die Humoralpathologie des Corpus, nicht gesund ist, wenn es wärmer als normal ist oder auch kälter oder feuchter oder trockener als üblich, dann führt es den Menschen in Angst und Schrecken (emotionale Erregungs-zustände), zu Schlaflosigkeit (Schlafstörungen), zu Irrtümern (kognitive Störun-gen), zu unpassenden Sorgen (Ängste) und zu einer Verkennung der tatsächlichen Lage (Situationsverkennungen), sowie zu Gedächtnisstörungen, in der sich der Betroffene befindet. Das Gehirn wurde durch Phlegma oder Galle geschädigt.

Für die Zeit des Corpus Hippokraticum ist dies eine wunderbar genaue Umschreibung des heutigen Begriffs von Wahnsinn und beschreibt daher eher weniger ein Fieberdelir, welches durch einen entzündlichen Prozess verursacht wurde.

Die Inhalte des Corpus Hippokraticum sind jedoch nicht allein auf die Ideen und Forschungen eines einzelnen Arztes, wie es Hippokrates war, zurückzuführen. Auch der damals vorherrschende Volksglaube war in seinen Schriften vertreten. Hippokrates und die am Corpus beteiligten Ärzte waren ebenso Kinder ihrer Zeit.

Da gab es nämlich den **griechischen Volksglauben,** nach dem – ausgelöst durch die Einwirkung der **Hekate** (das ist in der griechischen Mythologie die **Göttin der Magie,** die Wächterin der Tore zwischen den Welten war und die, die Totenbeschwörungen vornahm) – die Menschen nachts von Ängsten und grossen Schrecken aufwachen liess und von Wahnvorstellungen befallen, vom Bett aufsprangen und nach Draussen flohen. Sie wurden (Mythologie gemäss) von verstorbenen Geistern aufgesucht und angegriffen.

Es waren die verstorbenen Geister von gewaltsam ums Leben gekommenen Menschen, die – so die Vorstellungen der griech. Mythologie – in einem Schwarm zusammen mit der **Göttin Hekate** durch die Lüfte flogen oder an Wegkreuzungen oder bei den Grabstellen ihr Unwesen trieben. Die einfachen Griechen hatten Angst, dass sie dadurch wahnsinnig werden konnten oder dass sie - wegen Hekate und ihren Geistern - in Raserei und Geistesverwirrung gerieten.

Je nach Einfluss von Phlegma oder Galle (insbesondere der schwarzen Galle) konnte es auch hinpendeln, nicht zum Wahnsinn, sondern zur Melancholie. Dann seien die Befallenen eher träge, wegen nichtigem Anlass weinerlich, langsam und voller Furcht vor Nichtigem und würden traurig. Dann erhielt das Wasser überhand.

Erhielt jedoch das Feuer überhand, dann würde die Seele allzu hitzig. Die befallenen Kranken würden irre, begannen zu träumen, würden rasend wie in einem Zustand der Trunkenheit und verfielen schliesslich dem Wahnsinn. Dieser Zustand konnte auch als Mania benannt werden.

Noch heute wird der Normalbürger die Psychopathologie eines Deliriums von der des Wahnsinns kaum unterscheiden können. Hippokrates gelang dies!

Der Hippokratische Eid
ist ein in griechischer Sprache verfasstes Arztgelöbnis, eine ärztliche Ethik. Dieses Gelöbnis wurde dem Arzt Hippokrates zugeordnet, die Urheberschaft ist jedoch nicht klar. Der Text wurde im 1. JH. n. Chr. lateinisch erwähnt und übte lange Zeit einen grossen Einfluss auf praktizierende Ärzte aller Länder aus. Darin enthalten sind etwa das ethische Gebot, den Patienten nicht zu schaden, nicht mit ihnen sexuell zu verkehren und die ärztliche Schweigepflicht einzuhalten.

Speziell erwähnt sind die ausdrückliche Untersagung des Schwangerschaftsabbruches und die aktive Sterbehilfe.

Hippokratischer Eid auf einem byzantinischen Manuskript des 12. Jahrhundert.

Bild aus:
https://de.wikipedia.org/
wiki/Eid des Hippokrates

Griechisches Original und nebenstehend
deutsche Übersetzung

Ὄμνυμι Ἀπόλλωνα ἰητρὸν, καὶ Ἀσκληπιὸν, καὶ Ὑγείαν, καὶ Πανάκειαν, καὶ θεοὺς πάντας τε καὶ πάσας, ἵστορας ποιεύμενος, ἐπιτελέα ποιήσειν κατὰ δύναμιν καὶ κρίσιν ἐμὴν ὅρκον τόνδε καὶ ξυγγραφὴν τήνδε.

Ἡγήσασθαι μὲν τὸν διδάξαντά με τὴν τέχνην ταύτην ἴσα γενέτῃσιν ἐμοῖσι, καὶ βίου κοινώσασθαι, καὶ χρεῶν χρηίζοντι μετάδοσιν ποιήσασθαι, καὶ γένος τὸ ἐξ ὠυτέου ἀδελφοῖς ἴσον ἐπικρινέειν ἄῤῥεσι, καὶ διδάξειν τὴν τέχνην ταύτην, ἢν χρηίζωσι μανθάνειν, ἄνευ μισθοῦ καὶ ξυγγραφῆς, παραγγελίης τε καὶ ἀκροήσιος καὶ τῆς λοιπῆς ἁπάσης μαθήσιος μετάδοσιν ποιήσασθαι υἱοῖσί τε ἐμοῖσι, καὶ τοῖσι τοῦ ἐμὲ διδάξαντος, καὶ μαθηταῖσι συγγεγραμμένοισί τε καὶ ὡρκισμένοις νόμῳ ἰητρικῷ, ἄλλῳ δὲ οὐδενί.

Διαιτήμασί τε χρήσομαι ἐπ' ὠφελείῃ καμνόντων κατὰ δύναμιν καὶ κρίσιν ἐμὴν, ἐπὶ δηλήσει δὲ καὶ ἀδικίῃ εἴρξειν.

Οὐ δώσω δὲ οὐδὲ φάρμακον οὐδενὶ αἰτηθεὶς θανάσιμον, οὐδὲ ὑφηγήσομαι ξυμβουλίην τοιήνδε. Ὁμοίως δὲ οὐδὲ γυναικὶ πεσσὸν φθόριον δώσω. Ἁγνῶς δὲ καὶ ὁσίως διατηρήσω βίον τὸν ἐμὸν καὶ τέχνην τὴν ἐμήν.

Οὐ τεμέω δὲ οὐδὲ μὴν λιθιῶντας, ἐκχωρήσω δὲ ἐργάτῃσιν ἀνδράσι πρήξιος τῆσδε.

Ἐς οἰκίας δὲ ὁκόσας ἂν ἐσίω, ἐσελεύσομαι ἐπ' ὠφελείῃ καμνόντων, ἐκτὸς ἐὼν πάσης ἀδικίης ἑκουσίης καὶ φθορίης, τῆς τε ἄλλης καὶ ἀφροδισίων ἔργων ἐπί τε γυναικείων σωμάτων καὶ ἀνδρῴων, ἐλευθέρων τε καὶ δούλων.

Ἃ δ' ἂν ἐν θεραπείῃ ἢ ἴδω, ἢ ἀκούσω, ἢ καὶ ἄνευ θεραπηίης κατὰ βίον ἀνθρώπων, ἃ μὴ χρή ποτε ἐκλαλέεσθαι ἔξω, σιγήσομαι, ἄῤῥητα ἡγεύμενος εἶναι τὰ τοιαῦτα.

„Ich schwöre, **Apollon** den Arzt und **Asklepios** und **Hygieia** und **Panakeia** und alle Götter und Göttinnen zu Zeugen anrufend, dass ich nach bestem Vermögen und Urteil diesen Eid und diese Verpflichtung erfüllen werde:

den, der mich diese Kunst lehrte, meinen Eltern gleich zu achten, mit ihm den Lebensunterhalt zu teilen und ihn, wenn er Not leidet, mitzuversorgen; seine Nachkommen meinen Brüdern gleichzustellen und, wenn sie es wünschen, sie diese Kunst zu lehren ohne Entgelt und ohne Vertrag; Ratschlag und Vorlesung und alle übrige Belehrung meinen und meines Lehrers Söhnen mitzuteilen, wie auch den Schülern, die nach ärztlichem Brauch durch den Vertrag gebunden und durch den Eid verpflichtet sind, sonst aber niemandem.

Meine Verordnungen werde ich treffen zu Nutz und Frommen der Kranken, nach bestem Vermögen und Urteil; ich werde sie bewahren vor Schaden und willkürlichem Unrecht.

Ich werde niemandem, auch nicht auf seine Bitte hin, ein tödliches Gift verabreichen oder auch nur dazu raten. Auch werde ich nie einer Frau ein Abtreibungsmittel geben. Heilig und rein werde ich mein Leben und meine Kunst bewahren.

Auch werde ich den **Blasenstein** nicht operieren, sondern es denen überlassen, **deren Gewerbe** dies ist.

Welche Häuser ich betreten werde, ich will zu Nutz und Frommen der Kranken eintreten, mich enthalten jedes willkürlichen Unrechtes und jeder anderen Schädigung, auch aller **Werke der Wollust an den Leibern von Frauen und Männern, Freien und Sklaven.**

Was ich bei der Behandlung sehe oder höre oder auch ausserhalb der Behandlung im Leben der Menschen, werde ich, soweit man es nicht ausplaudern darf, **verschweigen** und solches als ein Geheimnis betrachten.

Ὅρκον μὲν οὖν μοι τόνδε ἐπιτελέα ποιέοντι, καὶ μὴ ξυγχέοντι, εἴη ἐπαύρασθαι καὶ βίου καὶ τέχνης δοξαζομένῳ παρὰ πᾶσιν ἀνθρώποις ἐς τὸν αἰεὶ χρόνον. Παραβαίνοντι δὲ καὶ ἐπιορκοῦντι, τἀναντία τουτέων.'	Wenn ich nun diesen Eid erfülle und nicht verletze, möge mir im Leben und in der Kunst Erfolg zuteil werden und Ruhm bei allen Menschen bis in ewige Zeiten; wenn ich ihn übertrete und meineidig werde, das Gegenteil."

Text mit Übersetzung aus: https://de.wikipedia.org/wiki/Eid_des_Hippokrates

Das Ärztegelöbnis des Genfer Weltärztebundes von 1948

Ein moderner Eid des Hippokrates ist die Neufassung der ärztlichen Berufspflichten und lautet:

- *»Bei meiner Aufnahme in den ärztlichen Berufsstand gelobe ich feierlich, mein Leben in den Dienst der Menschlichkeit zu stellen.*
- *Ich werde meinen Beruf mit Gewissenhaftigkeit und Würde ausüben.*
- *Die Erhaltung und Wiederherstellung der Gesundheit meiner Patienten soll oberstes Gebot meines Handelns sein.*
- *Ich werde alle mir anvertrauten Geheimnisse auch über den Tod des Patienten hinaus wahren.*
- *Ich werde mit allen meinen Kräften die Ehre und die edle Überlieferung des ärztlichen Berufes aufrechterhalten und bei der Ausübung meiner ärztlichen Pflichten keinen Unterschied machen weder nach Religion, Nationalität, Rasse noch nach Parteizugehörigkeit oder sozialer Stellung.*
- *Ich werde jedem Menschenleben von der Empfängnis an Ehrfurcht entgegenbringen und selbst unter Bedrohung meine ärztlichen Kunst nicht in Widerspruch zu den Geboten der Menschlichkeit anwenden.*
- *Ich werde meinen Lehrern und Kollegen die schuldige Achtung erweisen.*
- *Dies alles verspreche ich feierlich auf meine Ehre.«*

Galenos (Galen) von Pergamon

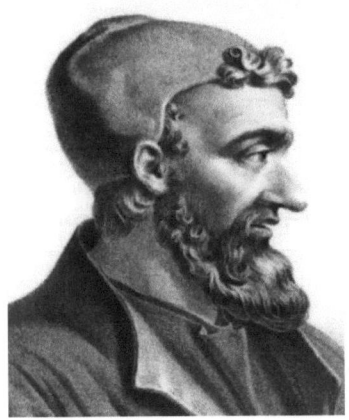

Galenos von Pergamon (128 /130 – 199/216 n. Chr.)
Bild: unbekannt

Berühmter griechischer Arzt und Philosoph, der in Pergamon und im alten Rom lebte und praktizierte. Gladiatorenarzt und Anatom.

Ausbau der Temperamentlehre (Humoralpathologie)

Neben Hippokrates gilt auch er als bedeutenster Arzt der Antike mit Jahrtausendjahre langem medizinhistorischem Gewicht.

Geboren: um 128/130 n. Chr. in Pergamon, Türkey
Gestorben: um 199/216 n. Chr. in Rom, Italien
Aus: Wikipedia

Galenos oder Galen von Pergamon, auch genannt Claudius Galenus ist neben Hippokrates der berühmteste Arzt der Antike. Im Sinne eines Kapitelüberganges vom antiken Griechenland zum Imperium des alten Rom, sei er hier, als ‚griechischer' Arzt noch unter dem Kapitel: Ägypten, China, Griechenland eingeordnet, obwohl er eindeutig zu Zeiten des römischen Imperiums lebte.

Galenos berief sich nämlich auf Hippokrates, als er in Rom tätig war. Er war es dann auch, der die hippokratische Viersäftelehre weiter entwickelte und darauf eine Temperamentlehre aufbaute. Galen bemerkte die Zusammenhänge zwischen Körperbau und Charakter, auf die er in seiner späteren Typenlehre einging.

Sein Vater war nicht Arzt, wie bei Hippokrates, sondern Architekt. Er unterrichtete ihn in Mathematik und in Naturwissenschaft und unterstützte ihn in seinem Wunsch, Medizin zu studieren und Arzt zu werden. Seine Ausbildung führte Galenos auch nach Korinth und ins ägyptische Alexandria.

Im ägyptischen Alexandria, in dem auch die berühmte Bibliothek aufgebaut wurde, erhielt er ebenfalls eine spezielle ärztliche Ausbildung. Zu dieser Zeit war es nur hier erlaubt, Humansektionen, also **Untersuchungen an menschlichen Leichen** durchzuführen. Ansonsten waren sie verboten. Ob er Humansektionen durchgeführt hatte, ist ungewiss. Sicher scheint, dass er regelmässig erlaubte Tiersektionen an Schweinen, Hunden und Affen durchführte. In Alexandria mochten die Heilkuren und pflegerischen Tätigkeiten noch in einem Asklepiontempel durchgeführt worden sein, zusammen mit Priestern, die den religiösen Bedürfnissen der Kranken und dessen Angehörigen Rechnung trugen.

Eine effizientere, weil ‚lebensechte' ärztliche Ausbildung erhielt er hingegen als **Gladiatorenarzt** zuerst in Pergamon, dann in Rom, innerhalb derer er vorwiegend körperliche Verletzungen zu behandeln hatte. Dabei erhielt er (als Sport- und Wundarzt) **brutalste Einblicke in die menschliche Anatomie**, die von Knochenbrüchen durch diverse Kampfverletzungen an Extremitäten (Armen, Beinen, Schultern), bis zur Behandlung von schweren Verwundungen an inneren Organen und Hals- und Schädelverletzungen reichten. Somit erhielt er hier gewiss gute Fachkenntnisse in menschlicher Anatomie und Physiologie von Kopf bis Fuss, von Blutungen (Kreislauf), Fleisch-, Muskel- und Sehnenverletzungen, über Wunden an Darm, Leber, Lunge und Herz bis zu schweren Kopf- und Hirnverletzungen (Augen, Zähnen, Nase, Mund und Hirn).

Bald erhielt er deswegen eine respektvolle Anerkennung, was ihn zum angesehenen Arzt der römischen Aristokratie machte. Vermutlich wegen dem Ausbruch einer Pestepidemie verliess er Rom wieder und ging zurück nach Pergamon. Der römische **Kaiser Marcus Aurelius** bat ihn nach Aquileia, weil dort die Pest unter den römischen Soldaten vermutet wurde. Vermutlich handelte es sich eher um eine Pockenepidemie.

Galenos wurde dann auch Leibarzt des **Kaisers Commodus** und später vermutlich noch dessen Nachfolger, **Kaisers Septimius Severus**.

Sein genauer Todeszeitpunkt ist nicht vollständig geklärt. Gewiss ist offenbar, dass er in Rom starb.

Zu seinen Lebenszeiten veröffentlichte er Hunderte von wissenschaftlichen Werken, wobei nur etwa die Hälfte für die Nachwelt erhalten blieb. Bekannt wurden Arbeiten mit den Titeln: ‚Die anatomischen Untersuchungen', ‚Über den Nutzen der Körperteile', ‚die Lehrmeinungen von Hippokrates und Platon', ‚die kranken Körperteile' und auch ‚die ärztliche Kunst'.

Galenos war von sich eingenommen und überzeugt. Er sah sich selber als grossartigen Arzt. Dabei musste er sich weit überhöht haben. Sein Gebaren und die Tätigkeiten als kaiserlicher Arzt jedoch machten ihn beinahe unfehlbar, was sich darin äusserte, dass er **über Jahrtausende als der einst ‚letzte grosse Arzt'** galt. Der Einfluss seiner Humoralpathologie reichte bis weit ins 17. Jahrhundert hinein, was aus heutiger Zeit erstaunt. Immerhin mochte seine Reputation – mit Hilfe der Unterstützung christlich katholischer Einflüsse – die ärztliche resp. medizinische Wissenschaft weit über 1000 Jahre in ihrer Entwicklung beeinflusst haben, obwohl er selbst niemals Christ war. Ein Beweis, dass religiöser Glauben (Fanatismus) ärztlich-medizinischen Fortschritt zu behindern vermag!

Die Vier-Säft-Lehre des Galenos

Auch er befand, dass die vier Säfte: Blut, Schleim, gelbe und schwarze Galle sich im Körper in einem Gleichgewicht halten mussten, damit Gesundheit möglich war. Damit übernahm er von der Hippokratischen Schule die Lehre von den Körpersäften. Verschob sich – nach Galenos – das Gleichgewicht der Säfte, so musste der Mensch erkranken.

Hippokrates kannte bereits die vier Elemente: Luft, Feuer, Erde und Wasser, sowie das Blut, den Schleim, die gelbe und die schwarze Galle. In den hippokratischen Schriften wurden die Temperamenttypen nicht erwähnt. Galenos wird zugeordnet, dass er der Wirkung der vier Säfte auch **vier Temperamenten** gegenüber stellte, mit entsprechenden Charakteren. Er wäre damit der Erfinder der Temperamentslehre. Allerdings könnte dies auch auf den Schwiegersohn und Schüler des Hippokrates zutreffen, Polybos, der ebenso als ‚Erfinder oder Gründer‘ dieser Lehre gilt.

- Der **Sanguiniker** wird durch das Blut, der Feuchte und Wärme beherrscht. (süss, lebensfroh)
- Der **Phlegmatiker** (Phlegma = Schleim) wird durch den Schleim, der Feuchte und Kälte beherrscht. (salzig, träge)
- Der **Melancholiker** wird von der schwarzen Galle, der Trockenheit und Kälte beherrscht. (sauer, scharf, traurig)
- Der **Choleriker** (Cholos = Galle) wird von der gelben Galle, der Trockenheit und Wärme beherrscht. (bitter, aufbrausend)

Die Lehre von den Temperamenten wird also nicht auf Hippokrates zurückgeführt, sondern auf Galenos von Pergamon, der der Säftelehre auch noch die Gegensatzpaare **heiss-kalt** und **feucht-trocken** hinzufügte. Er legte die Organe fest, denen diese Säfte entsprangen. (Siehe nachfolgende Übersicht)

Die vier Säfte hatten nach antiker Auffassung Einfluss auf den Körper wie auch auf den Gemützustand (Seele). Wer ein Zuviel an schwarzer Galle hatte, in Verbindung mit Trockenheit und Kälte, dem attestierte man gerne die Gemütskrankheit der Melancholie. Die psychopathologischen Kennzeichen dieser seelischen Krankheit (Niedergeschlagenheit, Lustlosigkeit, Trübsinn, Schwermut, Traurigkeit und Schmerz) waren bekannt. Zugeordnet wurde ihnen ein Problem mit der schwarzen Galle.

Als Gegenmassnahme verordneten sie die Zufuhr von Wärme, also ein Gegenspieler der Trockenheit. Man ortete auch gerne ein Problem mit der Milz. Dem

Sauren und Scharfen entgegneten sie mit Süssem, Mildem. Wichtig war, die schwarze Galle wieder in ein gutes Verhältnis zu den übrigen Körpersäften zu bringen.

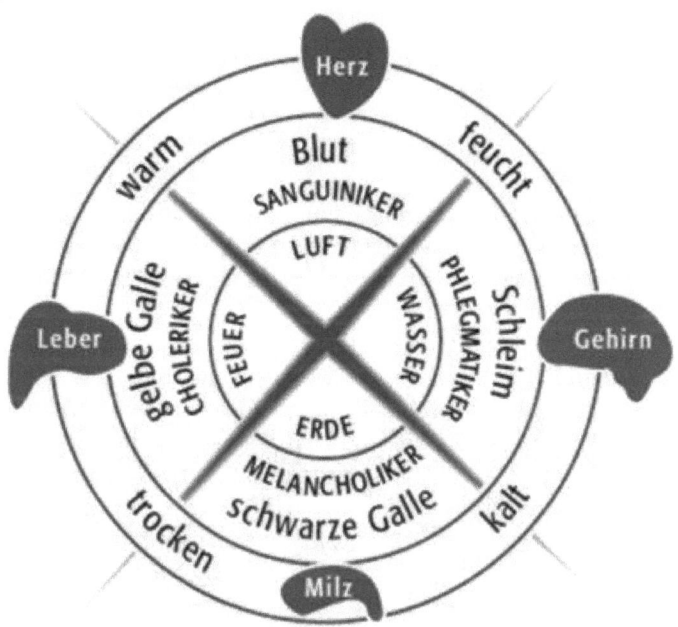

Bild: 4-Säfte-Lehre
Aus: www.studlib.de

Der Körpersaft ‚Blut' wurde mit dem Herz assoziiert. Zu viel Blut entsprach dem Typ des Sanguinikers, der sozial, optimistisch, energetisch und unproblematisch war. Blut entsprach auch dem Element Luft und den Qualitäten warm und feucht und Frühling. Die ärztliche Massnahme gegen ein Zuviel an Blut bestand im Aderlass. Dieser wurde manchmal so exzessiv durchgeführt, dass der Patient nicht an seiner Ursprungskrankheit starb, sondern an der übermässigen Entnahme seines Blutes.

Der Körpersaft ‚gelbe Galle' wurde der Leber assoziiert. Zu viel gelbe Galle entsprach dem Typ des Cholerikers, der willensstark, entschlossen, unabhängig und aufbrausend war. Die gelbe Galle entsprach dem Element Feuer und den Qualitäten warm und trocken und Sommer. Dem Übermass an gelber Galle begegnete man mit der ärztlichen Heilanwendung des Schröpfens.

Die ‚schwarze Galle' wurde der Milz assoziiert. Zu viel schwarze Galle entsprach dem Typ des Melancholikers, der ruhig, zurückgezogen, vorsichtig und logisch war. Die schwarze Galle entsprach dem Element Erde und den Qualitäten trocken und kühl und Herbst. Dem Übermass an (gelber wie) schwarzer Galle begegnete man mit der ärztlichen Heilanwendung des Ausleitens (Aus- und abführende Mittel, Erbrechen, Darmentleerungen.)

Der Schleim wurde mit dem Gehirn assoziiert. Zu viel Schleim entsprach dem Typ des Phlegmatikers, der ruhig, hinnehmend und schwer erzürnbar war. Der Schleim entsprach dem Element Wasser und den Qualitäten kühl und feucht und Winter. Ein Übermass an Schleim führte zu Erkrankungen, die sich durch Frieren, Zittern, Husten und Niesen äusserten. Es diente dazu, Schleim und Eiter abzuführen.

Interessant ist, dass sich die von den Griechen und Römern aufgestellte Vier-Säfte-Lehre, resp. die Humoralpathologie, nicht nur im alten Europa ausbreitete, sondern auch Einzug in die islamische Medizin fand. Zudem tauchte sie auch im indischen Ayurveda (Lebensweisheit) auf. Die Humoralpathologie war in Europa über mehr als ein Jahrtausend die bestimmende Medizin(!). Sie war noch im 17.ten Jahrhundert nach Christus in Europa weit verbreitet und von höchster Stelle (Papst, Könige, Fürstenhäuser etc.) anerkannt. Erst im 18. Jahrhundert wurde sie unter einem neuen Verständnis für den menschlichen Körper und einer weit umfassenden Protestwelle aus dem ärztlichen Himmel verstossen.

Die Pneumalehre des Galenos

Er übernahm die Lehre von Hippokrates und seinen Ärzten und erweiterte. Sie gründete auf der Annahme, dass eine Lebenskraft ‚Physis' in den Körperteilen verschiedene Aufgaben zu erfüllen hatte. Im Gehirn, als Sitz der Seele, befände sich das Zentrum dieser Lebenskraft. Es wird als **‚Pneuma psychikon'** benannt und ist für Empfindungen und Bewegungen verantwortlich.

Im Herz verleihe sie als **‚Pneuma zooikon'** dem Körper Wärme und werde durch die Atmung ständig ergänzt und über die Gefässe im Körper verteilt. (Vorstellung eines Blutkreislaufes mit Transport von Sauerstoff?)

In der Leber ist sie als **‚Pneuma physikon'** zuständig für die Blutbildung, die Ernährung und für das Wachstum.

Das Blut würde aus der Nahrung gebildet und aus Nahrungsüberschüssen die Galle, wobei die Leber die gelbe und die Milz die schwarze Galle bildete.

Nach Galenos Auffassung entstanden Krankheiten, wenn das Pneuma durch Körpersäfte behindert wurde.

Die Lehre von der Blutbewegung des Galenos

Sie war mit der Pneumalehre eng verbunden. Die Milz, so Galenos, entzog dem Nahrungsbrei (der offenbar damals als entscheidender Bestandteil der Blutbildung etc. angesehen wurde) unbrauchbare Bestandteile und bildete aus ihnen die schwarze Galle. Diese gelangten in den Magen und wurden aus dem Darmkanal wieder ausgeschieden.

Die übrigen, brauchbaren Bestandteile gelangten in die Leber und in ihr wurde dann das Blut gebildet. Nicht zu verwendende Bestandteile würden über die Niere und die Blase wieder ausgeschieden.

Das Blut floss – so Galenos – dann in die Lunge und auch in den Kopf, sowie in die Arme und Beine. In der linken Herzhälfte nahm es dann das durch die Atmung in den Körper gelangte Pneuma auf.

Wenn auch der Blutkreislauf nicht stimmte, setzte die Vorstellung eines solchen Kreislaufes recht genaue anatomische Kenntnisse voraus. Für die damalige Zeit im Grunde genommen eine Sensation. Er verband Kreislaufstrukturen mit ihrer jeweiligen Funktion.

Galenos war es denn auch, der die **Kardinalzeichen der Entzündung** (Itis) vervollständigte. Auch dies war für die damalige Zeit recht fortschrittlich.

- Rubor (Rötung)
- Calor (Überwärmung)
- Tumor (Schwellung)
- Dolor (Schmerz)
- Functio laesa (Funktionseinschränkung)

Bleibt am Schluss noch anzumerken, dass die 4-Säfte-Lehre, bzw. die Typen-bezeichnung (Choleriker, Sanguiniker, Melancholiker und Phlegmatiker) heute eindeutig eine Zuordnung zur Psychologie resp. Psychiatrie haben: cholerisches Aufbrausen, melancholisch-depressive Verstimmtheit, phlegmatischer (fauler oder träger, gleichgültiger) Charakter.

Rom, Byzanz und Islam

Rom

Die Zeit Roms hatte längst begonnen, nachdem die Stadtrömer die Etrusker und dann auch Italien unterworfen resp. sich einverleibt hatten (röm. Frühzeit). Die Blütezeit galt noch den Griechen und erst als Alexander der Grosse im Jahre 323. v. Chr. nach seinen Eroberungsfeldzügen starb, welche ihn weit über den Hindus bis nach Indien vorstossen liessen, sank der Einfluss des antiken Griechenland langsam dahin, während Rom sich in seinen Punischen Kriegen unaufhaltsam das Reich von Karthago einverleibte. Auch das berühmte ‚Hannibal ante portas' (216 v. Chr.) war bereits Geschichte und eine der katastrophalsten Niederlagen Roms. Erst im Jahre 146 v. Chr. eroberten sie Karthago endgültig und damit einen breiten Landgürtel im afrikanischen Libyen bis vor die Toren Ägyptens.

Später erfolgte dann die Zeit des grossen Julius Cäsars, der die bisherige **römische Republik** mit seiner Art zu regieren quasi in eine **Kaiserzeit** überführte. Das römische Imperium breitete sich in der Kaiserzeit unaufhaltsam immer weiter aus und irgendwann war es Rom und nicht Athen, welches die Geschicke der Zeit steuerte. Die Römer eroberten Spanien, Gallien, Teile Englands und Deutschlands und ihr Einfluss weitete sich auch über Teile Nord-Afrikas und des Nahen Ostens (Ägypten wie auch der Türkei) aus.

Der berühmte griechische Arzt Galenos von Pergamon übersiedelte im Jahre 161 n. Chr. nach Rom und führte dort ein Leben als Römer und kaiserlicher Leibarzt. Medizinisch jedoch waren die Römer der Zeit weit voraus, kannten sie neben Abwassersystemen auch Frischwassersysteme (Aquädukte und Zisternen) und weitere **Bauten für die öffentliche Gesundheitspflege**. Die Zufuhr frischen Wassers nicht nur in die Städte, sondern auch in öffentliche, beheizbare Thermen (mit Hypokaustsystemen) diente der Gesundheit der Soldaten wie des Volkes, wie auch die Abwassersysteme in Städten wie Rom in den unterirdischen Katakomben vor verschmutzten Strassen und Gassen und vor Krankheiten wie Pest, Cholera, Ruhr und dergleichen schützen sollten.

Die **Aqua Marcia** etwa, ein Aquädukt von über 90 Kilometer Länge, wurde etwa 140 Jahre vor Christi Geburt gebaut, um die Großstadt Rom mit ausgezeichnetem Frischwasser zu versorgen.

Der **Pont du Gard**, ein antikes Brückenbauwerk und Teil einer rund 50 Km langen Wasserleitung, versorgte die römische Stadt Nimes ind Südfrankreich und ist knapp 50 Meter hoch. Sie umfasst drei Etagen und die oberste ist rund 275 Meter lang und 3 Meter breit. Erbaut wurde sie in den Jahren um Christus.

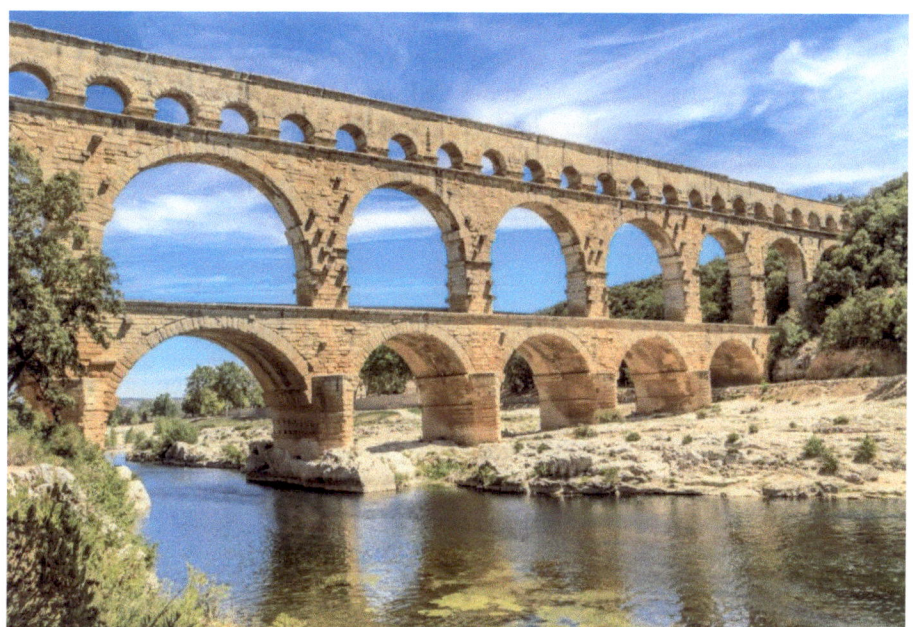

Pont du Gard, bei Nimes, Aquädukt zur Wasserführung diente auch der Gesundheit der Bürger
https://www.pontdugard.fr

Die Römer, wie die Griechen, übten gerne sportliche Tätigkeiten zur Kräftigung ihres Körpers aus und betrieben resp. entwickelten in den Bädern eine beachtliche öffentliche Hygiene, zusammen mit einer möglichst guten und keimfreien Ernährung. Noch heute sind dies Grundpfeiler einer guten Gesundheit.

Sie bauten ihr Arztwesen immer weiter aus und beim ersten Anzeichen einer drohenden Erkrankung rieten die Ärzte, die dies ohne Titel und teils auch ohne Studium werden durften, zu frischer Luft, Sport und zu Diätmassnahmen, resp. einer Ernährungsumstellung wie dem Verzicht auf fettiges Fleisch oder Verzicht auf scharfe und exotische Gewürze.

Die Römer griffen in ihrem medizinischen Repertoire wieder auf den Einfluss von schlechten Dämonen und bösen Geistern zurück (was die klassischen Griechen nicht mehr taten!) und liessen ihre Bürger erneut zurückschauen auf ihre Götter, die eben bestraften, wer ihnen nicht genug huldigte, sie zu wenig verehrte oder moralisch zu entgleisen drohte oder bereits entgleist war. Die Götter bestraften ihre Untergebenen wieder mit Krankheit und Unglück. Der wichtigste Heilgott blieb jedoch derselbe wie bei den Griechen: Aesculapius (Äskulap).

Dazu gesellten sich weitere Gottheiten, die für alles Mögliche zuständig waren. Da war etwa der **Gott der Heilung** (Vejovis) oder die **Schutzgöttin gegen Malaria** und andere Fieber (Febris), dann der **Gott der Volksgesundheit** (Endovelicus) wie auch die wichtige **Göttin für das Herz und die inneren Organe** (Carna) und nicht zum Schluss die **Göttin der Fruchtbarkeit** (Bona Dea), die nötig war in Zeiten von Kriegen und Epidemien (Endemien) wie die Pest, Cholera, Pocken und Malaria. Die Fruchtbarkeit eines Volkes resp. die Fertilität der Frau war wichtig für den Fortbestand eines grossartigen Volkes.

Zwar waren da die Frischwasser-Thermalbäder und die städtischen Latrinen mit ihren Abwasserkanälen, die für eine gute Volksgesundheit hätten sorgen müssten. In ihnen geschah eben oft auch Allzumenschliches und so breiteten sich in ihnen auch Geschlechtskrankheiten aus sowie andere ansteckende Krankheiten. Etwa dem Befall mit dem weit verbreiteten **Fischbandwurm** (Diphyllobothriasis), einem Darmparasiten, der sich im menschlichen Darmtrakt einnistete, um dort bis zu 20 Meter lang und 25 Jahre alt zu werden.

Der Grund des Befalls lag offenbar in einer **Gewürzsosse namens Garum**, die die Römer gerne assen um ihre Speisen zu würzen. Darin fühlte sich dieser schreckliche Wurm offenbar wohl, der dann sich, resp. dessen Eier, in den römischen Bädern und städtischen Latrinen weiter verbreiten konnte, weil in ihnen genüsslich kopuliert und ‚fäkuliert' wurde.

So unterzog man sich dann einer ärztlichen Behandlung, jedoch nicht ohne vorherige Anrufung entsprechender Götter, denen Opfer und Gebete dargebracht wurden. Im antiken Griechenland war das nicht so, dort glaubte man vernünftig und sachlich. Die Römer glaubten und huldigten wieder ihren diversen Göttern und Schutzheiligen.

Es gab im alten Rom verschiedene medizinische Schulen. Die einen tendierten eher zum **Dogmatischen**, andere zum **Methodischen**. Dann gab es auch Anhänger des **Empirischen**. Die dogmatische Medizinauffassung etwa hielt sich eng an Hippokrates und an die Vier-Säfte-Lehre, wie etwa Galenos von Pergamos sie vertrat.

Dann repräsentierte die methodische Schule die Ansicht, dass zuerst die Krankheit als solche zu bestimmen sei, bevor die entsprechende Behandlung festgelegt werden sollte. Dies war ein anderer, ebenso gewichtiger methodischer Ansatz des Mediziners.

Die empirische Schule (Empirie) wiederum war der Auffassung, dass die Erfahrung des Arztes das Wichtigste sei, bevor man erprobte und bekannte Heilbehandlungen und Heilmittel als Therapie einsetzte. Teils konkurrenzierten sich diese Schulen, teils flossen sie ineinander, zeugten jedoch von einer weit entwickelten Medizin.

Über die psychiatrischen Krankheitsbilder im alten Rom ist allerdings recht wenig bekannt. Eine in sich selbstständige Medizin oder eine einheitliche Lehrmeinung für psychiatrische Fälle gab es im alten Rom vermutlich nicht. Man wird sich an die Hippokratische Lehre und dessen Vier-Säfte-Lehre gehalten haben, sowie an die alten Meister der Philosophie und der ärztlichen Kunst.

Galenos von Pergamon (128-216 n. Chr.), wird vermutlich die Lehren des Sokrates (469-399 v. Chr.), des Hippokrates (460-370 v. Chr.), des Platon (427-347 v. Chr.), des Aristoteles (384-322 v. Chr.), des Herophilos von Chalkedon (325-255 v. Chr.) Anatom, des Erasistratos von Keos (305-250 v. Chr.) Physiologe, ‚Pneuma‘, des Asklepiades von Bithynien (124-60 v. Chr.) Atome oder Körperchen, sowie des Soranos (Soranus) von Ephesos (98-138 n. Chr.) gekannt und auf ihnen aufgebaut haben. Man mag dies berücksichtigen bei der Frage, wie man im alten Rom die sicherlich auch dort auftretenden psychiatrischen Krankheitsbilder behandeln liess.

„Psychosomatische Krankenanstalten", wenn man die damaligen Einrichtungen als solche überhaupt bezeichnen kann, waren zu dieser Zeit bereits bekannt. So etwa das **Asklepeion bei Pergamon**, welches man aus heutiger Sicht als Vorläufer einer antiken psychosomatischen Klinik betrachten kann, wandte folgende Behandlungsmethoden an: Massagen, Aderlässe, Diäten, Schröpfen, Bäder, Umschläge mit Öl, Heilschlaf und Ruhigstellung durch Isolation in abgeschiedenen Räumen, aber auch bereits heilsame Gespräche. Es wurden aktivierende Theaterspiele aufgeführt, unternahm Reisen zur Genesung der Kranken, machte verschiedene Brettspiele zur Förderung oder Wiederherstellung der Vernunft und zur Kräftigung und zur Wiederfindung des entglittenen Verstandes der Betroffenen.

In äusserst schwierigen Fällen, bei denen die Kranken unruhig waren, tobten oder als allgemeingefährlich galten, empfahl der berühmte Arzt **Aulus Cornelius Celsus** (ca. 30 n. Chr.) das ‚Anlegen des Tobenden in Ketten oder dass er mittels Hunger und Schlägen gebändigt werden müsse‘. Auch andere Gelehrte und Schriftsteller berichteten über geistige Krankheitsbilder wie etwa **Soranos von Ephesos** (100 n. Chr.), der ein recht fortschrittliches Behandlungskonzept für geistig Kranke vertrat, indem er den Arzt, Freunde, Verwandte und Pfleger in die ganzheitlich anmutende Behandlung einbezog. Soranos glaubte, dass es sich bei den Geistes-krankheiten um Hirnkrankheiten handeln müsse. Soranus machte sich auch über Frauenheilkunde und über Geburtshilfe einen Namen.

Im Weiteren bemühten sich auch **Aretäus von Kappadozien**, genannt auch Aretaios von Kappadokien (150 n. Chr.) und natürlich der grosse **Cicero** in seinen ‚*Gesprächen in Tusculum*' um Geisteskrankheiten. In diesem Buch aus dem Jahre 45 v. Chr. (!) nimmt er sich im ersten Kapitel der Frage an, was die Seele sei. Er behauptet, dass die Seele den Körper überdauere und nach dem Tod aufsteige in den göttlichen Himmel. Cicero war der Meinung, die Seele könne ihr eigenes Wesen erkennen oder zumindest ihre Existenz. Er ist weiter der Meinung, dass in der menschlichen Seele Göttliches sei. Seele könne nicht untergehen, sie sei unteilbar.

Im dritten Buch der ‚Gespräche' legte er dar, Leidenschaften seien Krankheiten und seien der Wahnsinn der Toren. Alle Leidenschaften seien Krankheiten. Kein Tor sei frei von ihnen. Jede Erregung der Seele sei wahnsinnig. Toren seien wahnsinnig. Die Gesundheit der Seele bestehe in Ruhe und Gleichmässigkeit. Toren seien nicht mehr in ihrer Gewalt. Und der Wahnsinn der Toren sei zu unterscheiden vom Irrsinn der Verrückten.

Im vierten Buch der ‚Gespräche in Tusculum' gelangte er zur Meinung, dass jede Leidenschaft auf Meinen beruhe und somit geheilt werden könne und dass Widersprüche wirren Meinens Seelenkrankheiten hervorrufen würden. Als Quelle sah er die Leidenschaften, die den Abfall von der Herrschaft der Vernunft in die Herrschaft der vernunftlosen Strebungen bewirkten.

Auch der berühmte **Philosoph Platon** (428 - 347 v. Chr.) schrieb bedeutende Werke, welche über die Psyche resp. die ‚Seele' des Menschen handelten. Vielmehr sprach er von einer Seelenlehre, die den antiken römischen Ärzten und anderen Gelehrten zur damaligen Zeit sicherlich bekannt gewesen sein musste. In philosophisch-ärztlichen Kreisen wurde Platons Seelenlehre ausgiebig diskutiert.

Platon schrieb bedeutende Werke, in welchen er sich zur Seele äusserte. Bekannt ist sein Werk: ‚**Phaidon**' mit dem Untertitel ‚Von der Unsterblichkeit der Seele'. Für ihn war die Seele unsterblich, im Gegensatz zum Körper. Indessen betrachtete er die Seele also als vom Körper unabhängig. Beim Tod (des menschlichen Körpers) etwa starb Platon gemäss die ihm innewohnende Seele nicht mit dem Körper, sondern lebte unabhängig weiter, so, wie sie bereits vor seiner Geburt auf dieser Welt existent gewesen sein musste.

Diese berühmt gewordene Formulierung des Philosophen Platon war nichts anderes als die rudimentäre Formulierung einer Psychosomatik, also die Verbundenheit von Körper und Seele. Für die Ärzte des alten Rom war sie die Grundannahme eines psychosomatisch-medizinischen Gedankens. Dies musste Einfluss (Konsequenzen) auf ihre ärztliche Kunst gehabt haben. Dieser Grundannahme gemäss würde die Seele (Psyche) den Körper beeinflussen und somit, je nach positiver oder negativer Annahme, der Genesung förderlich sein oder im Gegenteil, die Genesung beeinträchtigen.

Die Seele nahm gewissermassen eine vermittelnde Stellung zwischen der (seelisch-geistigen) Ideenwelt und der (körperlichen) Sinnenwelt ein. Aus dieser Vorstellung erwächst ihr Aufgaben.

Platon unterteilt die Seele in drei Teile, die er im untenstehenden Bild darstellt.
1. Das Begehren (Begierde, Unersättlichkeit)
2. Der Mut (Wille, Werturteil, Eifer)
3. Die Vernunft (Lernen, Erkenntnis, Erfahrung)

Das Gespann, welches Platon im Dialog des ‚Phaidros' zeichnet, ist ein Gleichnis für die Seele. Der Wagenlenker (lenkende Vernunft) und die beiden ungleichen Rosse (Begehren und Mut) veranschaulichen die drei Seelenteile und ihr Verhältnis zueinander. Es geht in erster Linie darum, das ungestüme (begehrende) Ross zu bändigen.

Diese drei Seelen-Teile stehen miteinander in Konflikt, wobei sie eine **Harmonie** anzustreben haben unter Zuhilfenahme des vernünftigen Anteils des Wagenlenkers. Zugleich bilden sie zusammen eine untrennbare Einheit.

Dieses Anstreben von Harmonie ist interessant als Vorstellung des Menschen, Krankheit sei die Folge einer Disharmonie. Oder umgekehrt, Gesundheit sei die Folge von Harmonie. Man fordert von körperlichen Geschehen eine harmonische Grundstruktur, erachtet es als eine natürliche und wunderbare Gesetzmässigkeit, dass alles im Universum, wie auch der menschliche Körper nach einer Harmonie strebt. Krankheit wird oft gesehen als ein Zusammenbruch harmonischer Schwingungen oder als Ausstrahlen disharmonischer Energien.

Harmonie als Gesundheit? Harmonie und Einklang mit der Natur? Noch heute ist dieser Begriff besetzt von der Esoterik wie der Quantenheilung, von der Antroposophie a la Rudolf Steiner, von der chinesischer Therapie gemäss Feng Shui oder der Naturheilkunde wie Bachblüten, der Aryuvedischen Medizin etc. Alle streben

Gesundheit durch Harmonie an und behaupten, dass sie einen Konflikt, resp. eine Disharmonie, ein Ungleichgewicht zu lösen hätten. Im Grund genommen ist dies ein simples Erklärungsmodell für Krankheit. Ein Gegenteil dieser Theorie jedoch lässt sich auch nicht begründen.

Definitionsgemäss ist Krankheit jedoch nicht nur die Abwesenheit von Harmonie (eine Disharmonie), sondern wird in der ärztlichen Wissenschaft als eine Störung der normalen physischen oder psychischen Funktionen beschrieben, die einen Grad erreicht, der die Leistungsfähigkeit und das Wohlbefinden eines lebenden Wesens subjektiv und objektiv wahrnehmbar negativ beeinfluss. Der Begriff der Harmonie wird zur Erklärung nicht herangezogen.

Platons Seelenbegriff formulierte er in seinen berühmten Werken Phaidon und Kratylos (Frühwerke), Politeia (mittleres Werk), Timaios und Nomoi (Spätwerke). Es ist empfehlenswert, sich diese Werke Platons zu erstehen und zu lesen, um einen tieferen Einblick in die Materie der „Seele" zu erhalten.

Im älteren, noch republikanischen Rom etwa mochten noch viele Kurpfuscher ein vermutlich oft tödliches Handwerk angeboten haben und zwar in der Form eines magischen Zauberspektakels. Darunter waren auch viele griechische Scharlatane und Kurpfuscher, die mit ihrem rudimentären Wissen schnell zu Ruhm und Reichtum kommen wollten. **Plinius** etwa beklagte diese Scharlatanerie der griechischen Ärzte, die in Rom praktizierten. Er ärgerte sich, dass diese Kurpfuscher aus der Erhaltung des Lebens Gewinn zögen, denn dies sei mit der römischen ‚gravitas', der römischen Würde, nicht vereinbar. Erst zur Zeit der römischen Kaiser wendete sich das Blatt und Rom kannte dann eine erstaunlich fortschrittliche Medizin.

Jedes Denken, jede Vorstellung hatte seine Konsequenzen. Dies ist auch heute noch so. Die Vorstellung Platons von der Unsterblichkeit der menschlichen Seele etwa hatte die Konsequenz, dass da – zwischen Körper und Seele – offenbar eine Rangordnung zwischen den beiden hatte herrschen müssen. Platon gemäss will dass heissen, dass der sterbliche Körper der unsterblichen Seele untergeordnet war. Dies hatte natürlich Konsequenzen für den Körper. Etwa die, dass die Seele über den Körper herrschen konnte, ihn also beherrschte. Eine Geburt des Willens?

Für einen antiken Römerarzt hiess dies wiederum, dass die Seele sich in Form eines Willens, eines Gedankens oder einer Macht nützlich machen konnte, um dem Körper etwa den Befehl zu erteilen, gesund zu werden, sich nicht gehen zu lassen und die Krankheit willentlich zu bekämpfen. Wenn nämlich der Körper nur ein Gefäss oder eine Wohnstatt der Seele war, dann war der Körper, negativ gesehen, auch das Gefängnis, das Grab oder der Leibeigene dieser Seele. Das war die logische Umkehrungsfolge.

Gesunder Geist in gesundem Körper: ,**Mens sana in corpore sano**'. Der Dichter **Juvenal** jedoch sah ein, dass – umgekehrt - auch ein kranker Geist in einem gesunden Körper stecken konnte. Daher meinte er in seinen Satiren :, '*...orandum est ut sit mens sana in corpore sano'*. Betat dafür, dass auch ein gesunder Geist in einem gesunden Körper sei! Auch Juvenal wird sich auf die ,Seelenlehre' Platons berufen haben.

Im Umkehrschluss jedoch hiesse dieses Zitat, dass in einem kranken resp. behinderten Körper logischerweise auch ein kranker und behinderter Geist (Seele) innewohnen müsse. Ein für behinderte Menschen schrecklich diskriminierendes Zitat. Nur wer die platonsche Lehre wirklich begriffen hatte, wusste, dass die Seele (Geist) dem Körper übergeordnet war. Somit konnte der Umkehrschluss nach Platon nicht gezogen werden.

Allerdings darf man sich die Frage stellen, ob es nicht doch auch Menschen gibt, die einen kranken Geist in einem gesunden Körper haben. Die Frage also lautet: „Kann die Seele an sich krank werden?" Oder werden nur die *Gedanken* eines an sich gesunden Geistes (Seele) krank? Aber was ist dann der Unterschied? Solche Fragen mussten sich die antiken römischen Ärzte gestellt haben.

Das altgriechische Wort ,Psyche' stand ursprünglich für ,Atem oder Hauch' wie auch für ,Leben'. In einem umfassenden Sinne wurde es auch als Umschreibung der gesamten Person verstanden. ,Psyche' stand gleichzeitig für ,Seele', für Atemseele oder Lebenskraft und Lebendigkeit.

Zurück zum antiken Rom. Neben theoretischen Auseinandersetzungen auf der Ebene der Philosophen kannte das Rom zur Kaiserzeit nämlich auch ein bereits erstaunlich solides, medizinisches Handwerk.

Die Medizin des antiken Roms hatte also mehr als diesen theoretischen Überbau, nämlich auch eine praktische Ausrichtung. Viel Wissen entnahmen sie auch der frühen, trotzdem recht entwickelten Medizin der **Etrusker**. Hier herauszuheben wäre etwa die erstaunlich weit entwickelte Zahnmedizin. (Abb.: etruskische Zahnprothese aus Gold).

Das Rom der Kaiserzeit gründete auf einer enormen militärischen Stärke. Die römische Armee kannte eine Kampfkraft von bis zu 250'000 – 300'000 Mann. Eine solche wurde zum Beispiel im Jahre um die Zeitenwende befehligt von **Kaiser Augustus** (63 v. Chr. bis 14 n. Chr.).

Ein solch starkes Heer bestand aus der Prätorianergarde, aus diversen Legionen und auch aus Hilfstruppen. Gegen Ende des 2. Jahrhunderts n. Chr. etwa bestand die römische Kampfstärke aus vermutlich an die 400'000 Mann, die Truppen lagen teils in verschiedenen Unruheregionen zerstreut.

Eine solch grosse Armee, die in Schlachten zog, benötigte selbstverständlich auch Chirurgen. Sie hatten neben den Kriegs- und Schlachtwunden auch Alltagswunden zu behandeln. Dazu gesellten sich grausame Verletzungen, die durch die brutalen Gladiatorenkämpfe behandelt werden mussten.

Ein Chirurg der römischen Kaiserzeit mochte daher grosses Ansehen und viel Erfahrung erlangt haben. Er hatte dem Schlachtfeld umliegend zu operieren, daher folgte er dem Heer mit Lazaretten, Pflegekräften, Verbandsmaterial und diversem Handwerkszeug.

Die Vermutung liegt nahe, dass ein Chirurg, der akute Verletzungen behandeln (operieren) musste, in der menschlichen **Anatomie** sich hat gut auskennen müssen. Ohne ein genaues medizinisches Wissen hätte eine Operation kaum erfolgreich durchgeführt werden können. Und ohne entsprechend praktisches, chirurgisches Operationsgerät wäre die Behandlung ebenfalls unmöglich gewesen.

So verfügte denn ein römischer Chirurg sicherlich über mehrere Messer, über div. Skalpelle, Sägen mit verschiedenen Zahnungen zur Amputation von Beinen und Armen, Trepanbohrer zu Öffnung von Schädeldecken, div. Haken zur Entfernung von Fremdkörpern wie Pfeilspitzen, Wurfgeschossen etc., auch Retraktoren zur Offenhaltung von Wunden für die Zeit der Operation sowie auch über verschiedene Katheter.

Bekannt waren damals verschiedene Prothesen für Augen, Nase, Hände, Beine und Füsse aus Materialen wie Holz, Eisen und Gold.

Die Operationen waren äusserst schmerzhaft und vermutlich ohne Anwendung von Gewalt nicht zu bewerkstelligen (Festhalten oder Festbinden, Betäubung mit Alkohol, Opium und Kräutern und Pilzen mit halluzinogenen Wirkungen). Die offenen Wunden wurden kauterisiert (mit glühendem Brenneisen zugeschmort), um die Blutung und einen zu hohen Blutverlust zu stoppen.

So etwa kannte ein römischer Chirurg:

- Ablasskanül (Ablassen von Blut)
  (Gerät zur Blutentnahme, resp. zum Aderlass als Therapie)
- Brenneisen (Cauter) zum Kauterisieren, Ausbrennen von offenen und blutenden Wunden und eitrigen Entzündungen, auch brauchbar für rein kosmetische Eingriffe.
- Haken
- Katheter
- Klepsydra (eine Art Wasseruhr, um den Puls zu bestimmen)
- Klistiere (Darmbehandlung)
- Knochenheber
- Knochenmeissel
- Lanzetten
- Lithotomiegerät, spez. Haken mit Skalpell (Gerät zur Blasensteinentfernung)
- Löffel des Diokles (Instrument zur Entfernung breiter Pfeilspitzen)
- Nadeln
- Pinzetten
- Reibplatten und Reibstäbchen
- Specula = Rektalspekulum (eine Art Spreizzange mit Schraubgewinden)
- Sägen
- Scheren
- Schröpfkopf
- Trepan
- Skalpell
- Sonden
- Starnadeln (zur Behandlung des grauen Stars)
- Trepan
- Vaginalspeculum (für gynäkologische Untersuchungen)
- Zangen
- Zughaken

Bekannt sind die römischen Feldlazarette, in denen römische Ärzte die Verwundungen der Soldaten mit obigen Instrumenten behandelten. Diese Lazarette mögen als erste ‚Spitäler' Roms betrachtet werden.

Interessant sind auch die Ausführungen zur Medizin resp. Gesundheitserhaltung des **Lucius Porcius Cato** (234 – 149 v. Chr.). Damals befand sich Rom noch in der

sog. republikanischen Zeit. Sein Werk über die Landwirtschaft ,**de agri cultura**'
berichtet an verschiedenen Buchstellen über Rezepturen und Anweisungen, wie
die Gesundheit der Arbeitenden im landwirtschaftlichen Gutshof zu verbessern
sind.

Im 135.ten Abschnitt seines Werkes **de agri cultura** ,*Gegen Leibschmerzen und
wenn der Unterleib keine Ruhe hält und gegen Band- und Spulwürmer*' meint er:
,*Gegen Leibschmerzen und wenn der Unterleib keine Ruhe hält und wenn Band- und
Spulwürmer unangenehm sind, nimm 30 bittere Granatäpfel, zerquetsche sie, gib (die Masse) in
einen Krug und (dazu) 3 Congii schwarzen herben Wein. Verkitte das Gefäss. Öffne es nach 30
Tagen und nimm davon: Trinke nüchtern eine Hemina. // Um gegen schlechte Verdauung und
Harnzwang anzugehen, sammle, sobald der Granatapfelbaum blüht, die Blüten, schütte (davon)
drei Minen in eine Amphore, gib 1 Quadrantal alten Weines und eine Mine reine zerstossene
Fenchelwurzel hinzu. Verkitte die Amphore und öffne sie (erst) nach 30 Tagen und nimm davon.
Wenn du eine Speise gut verdauen und Harn lassen willst, trinke davon, so viel du willst, (und
das) ohne Nebenwirkung. Derselbe Wein vertreibt Band- und Spulwürmer, wenn du ihn so
aufbereitest. (2) Es ist angeraten, nicht zu Abend gegessen zu haben; am nächsten Tag zerreibe
eine Drachme Weihrauch und (gib) eine Drachme gekochten Honig und einen Sextar
Majoranwein (dazu). Gib davon (dem Kranken) nüchtern und einem Kind entsprechend seinem
Alter einen Triobolus (Weihrauch) und eine Hemina Wein. (Der Kranke) soll aber auf einen
Gegenstand von Mörserhöhe steigen, zehnmal herunterspringen und (anschliessend eine Weile)
umhergehen.'*

Halfen diese Rezepturen nicht, so griff Cato auf Zaubersprüche zurück, die zu
seiner ,römisch-republikanischen Zeit' noch zu den üblichen Volkstraditionen
gehörten.

Ein weiterer grosser Medizinschriftsteller Roms im ersten Jahrhundert nach
Christus Geburt war **Aulus Cornelius Celsus** (ca. 30 n. Chr.). Er empfahl die Ketten-
legung bei unruhigen, tobenden Kranken, die als allgemeingefährlich galten und
empfahl auch, dass diese Tobenden mittels Hunger und Schlägen gefügig gemacht, sprich gebändigt werden sollten.

Celsus wirkte zur Zeit des **Kaisers Tiberius** (Regierungszeit 14 – 37 n. Chr.) und
stellte ein grosses enzyklopädisches Werk auf die Beine, welches über die Landwirtschaft genauso handelte, wie über das Kriegswesen, die Rhetorik, die Philosophie, Jurisprudenz und - für unsere Belange - über Medizin.

Seine acht Lehrbücher zur Heilkunde, welche er in einem eleganten Latein ver-
fasste, behandeln wichtige Bereiche der Medizin:
- Anatomie
- Diätetik

- Pharmakologie
- Innere Medizin
- Dermatologie
- Augenheilkunde
- Nasen-Ohren-Heilkunde
- Geburtshilfe
- Chirurgie

Das Werk war für die damalige Zeit aussergewöhnlich. So berichtet Celsus über Ohrenentzündungen und Ohrenschmerzen mit beginnendem **Irresein** mit tödlichen Folgen infolge Entzündungen im Ohr. (Mittelohrentzündung)

Celsus: ‚*Von der Ohrenentzündung und den Ohrenschmerzen. Bis hierher war von den Krankheiten der Augen die Rede, bei welchen Arzneimittel sehr viel nützen können; jetzt wollen wir zu den Krankheiten der Ohren übergehen, da diese Organe für uns nächst den Augen die wichtigsten sind. Die Krankheiten derselben sind bei weitem gefährlicher; denn die Krankheiten der Augen sind nur für letztere selbst gefährlich; die Entzündungen und Schmerzen der Ohren aber verursachen zuweilen Irresein und Tod.'*

Im Zwölften Kapitel ‚*vom Abführen durch Arzneimittel*' spricht Celsius:
‚*Die abführenden Arzneimittel greifen indessen meistenteils den Magen an und deshalb muss allen dergleichen Mitteln* **Aloe** *zugesetzt werden. Ein zu heftiges oder zu häufiges Abführen schwächt. Daher wird bei Krankheiten niemals mit Recht ein Arzneimittel zu diesem Zwecke gegeben, wenn nicht die bestehende Krankheit fieberlos ist. So wird solchen, die an* **schwarzer Galle oder an mit Traurigkeit verbundenem Irresein** *leiden, oder solchen, die an irgendeinem Teile gelähmt sind,* **schwarze Nieswurz** *gegeben. Wo aber Fieber vorhanden ist, da ist es besser, zu diesem Zwecke nur Speisen und Getränke zu nehmen, die zugleich nahrhaft sind und den Leib weich machen. Bei einigen Arten von Krankheiten passt eine Abführung durch Milch gut.'*

Dann redet er redet von drei Arten des Irreseins, die hier von besonderem Interesse sind. Aulus Cornelius Celsus in ‚Über die Arzneiwissenschaft' in 8 Büchern:

Über die drei Arten des Irreseins. Buch 3, Kapitel 18, S. 137ff (E. Scheller, 2. Auflage)
‚*Die Behandlung der Fieber habe ich nun auseinandergesetzt. Es bleiben mir aber noch andere Krankheiten abzuhandeln übrig; von diesen will ich zunächst die, welche nicht in bestimmten Teilen ihren Sitz haben, folgen lassen. Ich will zuerst vom* **Irresein** *reden, und zwar zunächst von derjenigen Art desselben, welche akut und mit Fieber verbunden ist. Die Griechen nennen sie* frenitij φρενιτις., *(Phrenesis A. d. A.) - Als erstes muss man hierbei wissen, dass die Kranken während der Anfälle bisweilen* **unsinnig handeln und Unsinn reden.** *Wiewohl dies keineswegs leicht zu nehmen ist und nur bei heftigen Fiebern eintreten kann, so ist es doch nicht gleich sehr gefährlich; denn dieser Zustand pflegt meistenteils nicht lange anzuhalten, und* **die Vernunft**

kehrt mit dem Besserwerden des Fieberanfalls sogleich **zurück**. Dieser Krankheitszustand erfordert keine anderen Mittel als die bei Behandlung der Fieber vorgeschriebenen.'

‚I. Phrenesis ist erst dann vorhanden, **wenn das Irresein anhaltend wird**, oder wenn der Kranke, wiewohl er noch bis dahin **bei Verstande** ist, doch **Wahnvorstellungen** hat. **Vollkommen ist die Phrenesis, wenn das Denken von jenen irrigen Vorstellungen ganz beherrscht ist.** Es gibt übrigens mehrere Abarten hiervon. So sind z. B. **einige Phrenetische lustig,** andere **traurig,** einige lassen sich **leicht in Schranken** halten und **reden** nur **irre,** andere dagegen **springen auf** und **vollführen Handlungen.** Von den Kranken der letzteren Art sind ihrer **gewalttätigen Handlungen** selbst **gefährlich;** andere dagegen **wenden** selbst **List an** und **sehen oft** täuschend aus wie Gesunde, wenn man sie die Gelegenheiten, Böses zu tun, so richtig erhaschen sieht; der Ausgang aber überführt sie.'

‚Bei denen, welche **irre reden** oder auch unbedeutende **Gewalttätigkeiten** begehen, braucht man schärfere **Zwangsmittel** <u>nicht</u> anzuwenden; diejenigen aber, welche sich **unbändiger aufführen,** muss man **binden,** damit sie **weder sich noch anderen Schaden zufügen.'**

‚Einem solchen Gebundenen, der seiner Bande entledigt zu werden wünscht, traue man nicht, wenn er auch noch so kluge und mitleiderregende Reden führt; denn dies ist nichts als eine eigentümliche List des Kranken.'

‚Die alten Ärzte **hielten solche Kranke** gewöhnlich **im Dunkeln,** weil sie glaubten, dass der Kranke durch alles, was ihm zuwider ist, erschreckt würde und weil ihrer Ansicht nach die **Dunkelheit zur Beruhigung des Gemütes** etwas beitrüge.'

‚**Asklepiades** hielt die Kranken dagegen an einem hellen Orte, weil sie seiner Ansicht nach durch die Dunkelheit selbst erschreckt würden. — Keine dieser beiden Vorschriften ist immer gültig. Denn den einen Kranken beunruhigt mehr das Licht, den anderen die Dunkelheit; auch gibt es einige, bei denen man weder in Bezug auf dieses, noch auf jenes einen Unterschied bemerken kann. Es ist daher das Beste, beides zu versuchen und den vor der Dunkelheit sich Fürchtenden im Lichte, den das Licht Scheuenden dagegen im Dunkeln zu halten. Wo aber kein solcher Unterschied besteht, da muss man den Kranken, wenn er kräftig ist, an einem hellen, im entgegengesetzten Falle aber an einem dunkeln Orte halten.'

‚**Arzneimittel anzuwenden, wo die Wut ihren Höhepunkt erreicht hat, ist nutzlos,** denn es ist dann das Fieber zugleich mit im Steigen begriffen. Man muss sich daher hier damit begnügen, **den Kranken festzuhalten.** Sobald es aber die Umstände erlauben, muss man ihn schleunigst in Behandlung nehmen.'

‚**Asklepiades** behauptet, „**solche Kranke zur Ader zu lassen, heisse, dieselben töten**". Zu dieser Behauptung bestimmte ihn die Ansicht, dass die Phrenesis immer mit heftigem Fieber verbunden sei und man nur während des Nachlassens desselben einen Aderlass ohne Gefahr anwenden könne. Dagegen suchte er bei dergleichen Kranken durch vieles **Reiben** Schlaf hervorzubringen, obgleich das Ansteigen des Fiebers das Schlafen verhindert und das Reiben nur während der Remission des Fiebers nützlich ist. Daher hätte er auch dieses Mittel nicht anwenden dürfen. — Was soll man also tun? —

‚Bei dringender Gefahr darf man mit Recht vieles anwenden, was man zu einer anderen Zeit unterlassen muss. Auch bei anhaltendem Fieber gibt es Zeiten, wo das Fieber, wenn (es) auch nicht nachlässt, doch wenigstens nicht mehr wächst, und dieser Zeitpunkt ist, wenn auch nicht der beste, doch wenigstens günstig für die Anwendung von Heilmitteln.'

‚Erlauben es daher die Kräfte des Kranken, so muss auch zur Ader gelassen werden. Nicht so ängstlich hat man zu überlegen, ob man durch **Klistiere** den Leib öffnen darf. Ferner ist es gut, nach Verlauf eines Tages den **Kopf bis auf die Haut kahl zu scheren** und ihn dann **mit Wasser zu bähen**, (wärmen, erhitzen ,leicht rösten oder erröten lassen', A. d. A.) in welchem man einige von den zerteilenden Kräutern (verbenae) abgekocht hat; oder man kann ihn zuerst bähen, dann scheren und hierauf wieder bähen und zuletzt auf den Kopf und in die Nase **Rosenöl** streichen oder auch **mit Essig zerriebene Raute** vor die Nase halten, ferner durch passende Mittel **Niesen erregen**.'

‚Indessen darf dergleichen nur bei solchen geschehen, die gut bei Kräften sind. Sind die Kranken schwach, so darf man nur den Kopf mit Rosenöl, dem man **Quendel** (Thymian A.d.A.) •der etwas Ähnliches zugesetzt hat, befeuchten.'

‚Nützlich bewähren sich bei jedwedem Kräftezustand zwei Kräuter, nämlich der **Nachtschatten und das Mauerkraut**, wenn man deren ausgepressten Saft mit einander vermischt auf den Kopf streicht. Ist das Fieber schwächer geworden, so muss man Reibungen anwenden; jedoch behutsamer bei solchen, die allzu lustig sind, als bei solchen Kranken, die allzu traurig sind.'

‚Man muss aber die Gemüter aller Kranken dieser Art, dem Verhalten des einzelnen gemäss, behandeln. Bei einigen hat man eine **eingebildete Furcht** wegzuschaffen, wie z. B. bei einem reichen Manne, der sich vor dem Verhungern fürchtet; ihm werden von Zeit zu Zeit falsche Nachrichten über gemachte Erbschaften mitgeteilt. Bei anderen Kranken muss die Vermessenheit unterdrückt werden. So hat man z. B. bei einigen, um sie zu bezähmen, selbst **Schläge** anzuwenden. Bei einigen muss man dem unzeitigen Lachen durch **Schelten** und **Drohungen** Einhalt tun; andere muss man wieder von ihren traurigen Grübeleien abzubringen suchen, wobei sich **Musikstücke**, das Getön von Becken und Getöse nützlich bewähren.'

‚Öfter muss man freilich dem Kranken beistimmen, als ihm widersprechen und beim Reden seine Gedanken allmählich und, ohne dass er es merkt, **zur Vernunft zurückbringen**. Bisweilen muss man auch die **Aufmerksamkeit der Kranken** zu **erwecken** suchen, z. B. bei Gelehrten dadurch, dass man ihnen ein Buch vorliest, und zwar richtig, wenn sie daran Vergnügen finden; falsch dagegen, wenn sie dies unangenehm berührt. Denn indem sie das ihnen falsch Vorgelesene zu verbessern suchen, fangen sie an aufzumerken. Auch muss man sie, falls ihnen etwas einfällt, anhalten, dieses herzusagen.'

‚Einige, die das Essen verschmähten, wurden dazu bewogen, indem ihre Ärzte sie zwischen Speisende legten. Alle solche Kranke schlafen sehr schwer ein und doch ist ihnen der **Schlaf** besonders notwendig, denn unter seiner Einwirkung werden sehr viele gesund.'

‚Um Schlaf hervorzubringen und auch die **wirren Gedanken** selbst zu **beruhigen,** kann man den Kopf mit einem Gemisch aus **Safran- und Irissalbe** bestreichen. Bleiben sie trotzdem schlaflos, so suchen einige Ärzte **Schlaf hervorzubringen,** indem sie eine **wässerige Abkochung von Mohn oder Bilsenkraut in Wasser zu trinken** geben. Einige legen die **Äpfel des Alraun** unter das Kopfkissen, andere streichen **Amomum** oder das ausgeschwitzte **Gummi** (lacrima) des **Maulbeerbaumes** (sycaminus) auf die Stirn. Letzteren Namen finde ich bei den Ärzten angegeben. Nun nennen freilich die Griechen den Maulbeerbaum (morus) sucaminoj **συκάμινος,** allein derselbe liefert kein ausfliessendes Gummi (lacrima). Mit jenem Ausdrucke wird das Gummi bezeichnet, welches aus einem in Ägypten wachsenden, dort **sucomoroj συκόμορος** genannten Baume quillt. Die meisten Ärzte kochen **Mohnrinde** in Wasser ab und befeuchten hiermit mittels eines Schwammes Gesicht und Kopf.‘

‚Asklepiades hielt diese Mittel für nachteilig, weil sie den Zustand oft in **Schlafsucht** verwandeln. Nach seiner Vorschrift muss sich der Kranke, am ersten Tage der Speisen, des Weines und des Schlafes enthalten, am Abend bekommt er Wasser zu trinken. Hierauf wird eine **sanfte Reibung** angewandt, wobei der Reibende nicht einmal die Hand stark aufdrücken darf. Am folgenden Tage geschieht wieder dasselbe, und am Abend erhält der Kranke eine Suppe und Wasser, worauf wieder eine Reibung vorgenommen wird; denn durch letztere werden wir, wie Asklepiades meint, Schlaf erzeugen. Allerdings geschieht dies bisweilen, und zwar, wie Asklepiades angibt, mitunter in dem Grade, dass eine **heftige Reibung** sogar Schlafsucht hervorbringen kann. Erzielt man aber auf diese Weise keinen Schlaf, so muss man ihn erst dann durch jene genannten Arzneimittel herbeiführen, doch mit derselben, auch hier sehr notwendigen Vorsicht, damit es uns nicht begegnet, dass wir den Kranken, dem wir bloss Schlaf verschaffen wollten, nachher nicht wieder zum Wachen bringen können.‘

‚Auch **Geplätscher eines** in der Nähe befindlichen **Springbrunnens** befördert den Schlaf oder **passive Bewegungen** nach dem Essen und in der Nacht; besonders aber das **Hin- und Herbewegen eines schwebenden Bettes.** Wenn weder vorher zur Ader gelassen wurde, noch der Kranke bei Sinnen ist, auch der Schlaf sich nicht einfindet, so ist es nicht unangebracht, einen **Schnitt am Hinterkopfe** zu machen und einen **Schröpfkopf darüber** zu setzen; weil dieser die Krankheit bessert, kann er auch Schlaf herbeiführen. Auch in betreff der Speisen muss eine Einschränkung getroffen werden. Der Kranke darf weder zu viel zu sich nehmen, damit er nicht **in Raserei verfällt,** noch darf man ihn auch durch Hunger quälen, damit er nicht aus Schwäche in gänzliche **Erschöpfung** verfällt Der Kranke muss wenig nahrhafte Speisen geniessen, besonders nur Suppen und zum Getränk Wassermet, und zwar je drei Spitzgläser zweimal am Tage im Winter, viermal am Tage im Sommer.‘

‚II. **Die zweite Art** des Irreseins dauert länger, da sie gewöhnlich ohne Fieber beginnt und erst im weiteren Verlaufe leichtes Fieber erregt; sie besteht in **Traurigkeit,** welche durch schwarze Galle verursacht zu werden scheint. Hier ist das Aderlassen nützlich. Wird dies durch irgend einen Umstand verhindert, so muss eine sehr strenge Diät das erste sein, sodann erzeugt man durch **weisse Nieswurz Erbrechen** und **Ausleerung des Darmkanals;** nach einem von diesen beiden muss man täglich zweimal Reibungen anwenden. Ist der Kranke stärker, so sind auch häufige **aktive Bewegungen** gut und **Brechen im nüchternen Zustande.** Die Speisen, die man ihm ohne Wein reicht, müssen von mittelmässig starkem Nahrungsgehalt sein. Diese letzteren habe ich schon sehr oft angeführt; jedoch kann man auch solche, die den schwächsten Nahrungsstoff enthalten, geben; nur darf sich der Kranke dieser nicht ausschliesslich bedienen; nur solche Speisen, die am nahrungsreichsten sind, sind gänzlich zu verwerfen. Ausser dem Angegebenen muss man für möglichst weichen Leib sorgen, von dem Kranken alles, was ihn erschrecken könnte, fern halten und ihn vielmehr dahin zu bringen suchen, **dass er gute Hoffnung fasst**. Man muss ihm durch Erzählungen **angenehme Unterhaltung** verschaffen oder durch **Spiele**, an denen er sich, als er gesund war, am meisten zu ergötzen pflegte. Existieren Werke von ihm, so muss man diese **loben** und ihm vor die Augen bringen, man muss **seine Traurigkeit als grundlos leichthin tadeln** und ihm zeigen, dass in den Umständen, die ihn bekümmern, eher eine Veranlassung zur Freude als zum Kummer für ihn hegt. Stellt sich auch Fieber bei dieser Form des Irreseins ein, so muss es wie andere Fieber behandelt werden.'

,III. Die **dritte Art des Irreseins** ist von den angeführten die langwierigste, so dass bei ihr das Leben selbst ungefährdet ist. Sie pflegt gewöhnlich kräftige Personen zu befallen. Es gibt hiervon zwei Unterarten. Einige Kranke **leiden ohne Geistesverwirrung** bloss an solchen **Wahnvorstellungen**, wie z. B. die Dichter uns den Zustand des geisteskranken Ajax und Orestes beschrieben; andere dagegen sind **gänzlich verrückt**.'

,1.) Leiden die Kranken an **Wahnvorstellungen**, so muss man vor allem darauf sehen, ob dieselben **trauriger oder fröhlicher Art** sind.
a) Ist Traurigkeit vorhanden, so muss man schwarze Nieswurz zum Abführen gegen.
b) Sind die Wahnvorstellungen fröhlicher Art, so gebe man weisse Nieswurz zum Brechen. Nimmt diese der Kranke in einem Tranke nicht, so gebe man sie in Brot, um ihn desto leichter zu **täuschen**. Dann wenn der Darmkanal tüchtig gereinigt ist, so bessert diese die Krankheit sehr bedeutend. Half daher ein einmaliges Einnehmen von Nieswurz nur wenig, so muss man dieselbe nach einer Zeit wieder geben. Auch muss man wissen, dass der Zustand derjenigen Geisteskranken, deren Krankheit mit Scherz und Lachen verbunden ist, weniger gefährlich ist als der Zustand derer, welche dabei ernst und traurig sind.
Auch das ist eine feste Regel bei allen Krankheiten, dass, wenn jemand nach unten zu mittels Abführens gereinigt werden soll, man zuvor dessen Leib durch Klistiere erweichen muss; will man aber jemanden nach oben zu (mittels brechen) reinigen, so sorge man dafür, dass der Stuhlgang angehalten ist.'

,2. **Ist der Kranke dagegen gänzlich verrückt**, so wendet man am besten gewisse **Zwangsmittel** an. Erlaubt sich nun der Patient **sinnlose Reden und Handlungen**, so muss er **durch Hunger, Fesseln** und **Schläge gebändigt** werden. Auch muss man ihn **zwingen**, aufmerksam zu sein, etwas zu lernen und das zu behalten; denn so wird er allmählich durch die Furcht gezwungen werden, seine Handlungen zu beachten. Auch ist es bei diesem Krankheitszustande nützlich, die Kranken **plötzlich in Schrecken und Furcht zu versetzen**, hierbei hat auch meistens alles, was die Seele heftig erschüttert, eine gute Wirkung. Denn es kann eine gewisse günstige Veränderung eintreten, wenn die Gedanken aus ihrer gewöhnlichen Richtung gebracht werden. Es ist auch von Wichtigkeit, ob der Kranke ohne Ursache von Zeit zu Zeit lacht oder ob er traurig und niedergeschlagen ist. Denn die Lustlosigkeit der Vernunftlosen behandelt man am besten mit den oben angegebenen Schreckmitteln; bei grosser Traurigkeit ist sanftes, aber lange anhal-

*tendes Reiben, zweimal täglich, von Nutzen, ebenso das **Übergiessen des Kopfes mit kaltem Wasser** oder das **Eintauchen des Körpers in Wasser und Öl.'***

*,Für alle Krankheiten der genannten Art Leidende gilt die gemeinsame Regel, dass man sie **starke aktive Bewegungen** machen und häufig Reibungen bei ihnen vornehmen lassen muss. Ferner dürfen sie kein fettes Fleisch und keinen Wein geniessen und müssen nach vorgenommener Abführung möglichst leichte Speisen von mittelstarkem Nährgehalt zu sich nehmen. Auch dürfen sie nicht allein oder unter Unbekannten oder solchen Leuten sein, welche sie verachten oder ihnen gleichgültig sind. Sie müssen ihren Aufenthaltsort wechseln und, wenn die Vernunft wiedergekehrt ist, **alljährlich auf eine Reise geschickt** werden.'*

,Selten zwar, aber doch mitunter, entstehen Wahnvorstellungen (delirium) aus Furcht. Diese Art des Irreseins, welche hinsichtlich ihrer äusseren Erscheinung den früheren ähnlich ist, erfordert eine gleiche diätetische Behandlung wie jene, nur mit dem Unterschied, dass man hierbei allein ohne Nachteil Wein geben kann.'

Die von Celsus beschriebenen Krankheitsbilder, resp. die drei Arten des Irreseins können heute gut nachvollzogen werden und überraschen durch ihre recht feine Unterscheidung voneinander.

Die Behandlungsvorschläge des Celsus mögen zwar an manchen Stellen ordentlich brutal sich anhören, insbesondere dann, wenn er von Schlägen spricht, von Hunger oder Zwangsmitteln wie Fesseln oder an die Ketten legen. Auch die ,Wassertortouren' oder das heftige Erschrecken muten gefühllos und gewalttätig an. Dazwischen wirken die Ölungen, die sanften und Schlaf fördernden Reibungen, die kräftigenden Bewegungstherapien, die begleiteten Reiseunternehmungen, das gemeinschaftliche Spielen zur Förderung der Vernunft oder die verschiedenen Diätmassnahmen zur Kräftigung und/oder Entschlackung des Körpers, sowie die Ausleitverfahren, wie das Erbrechen oder die Darmentleerungen wie moderne, humane, psychosomatische Interventionen.

Hinter allen diesen Massnahmen und Therapievorschlägen steckt selbstverständlich immer ein entsprechendes Menschenbild, eine Art auch von wohlwollendem Humanismus, eine Vorstellung von Krankheit, wie von Kultur und Gott, von Sozialem und Politischem, von Religion und Ethik, von Moral und Würde, jedoch auch von humanem oder eben auch inhumanen Unverständnis für Menschen mit einer Krankheit an Seele und Geist. Das war schon immer so und wird auch immer so bleiben. Jede Kultur, jede menschliche Epoche kennt ihre Psychiater und ihre psychiatrischen Massnahmen. Sie sind immer ein Spiegelbild der sozialen Gesellschaft, politischen Kultur und religiösen Vernunft oder Unvernunft.

Allerdings gilt auch die Umkehr: Folter, Kriegsgeschehen, Vergewaltigungen, Schmerz, Furcht und Schrecken usw. führen zu psychischen Traumata. Celsus suchte eher den umgekehrten Weg, die Irren wieder zur Vernunft zu bringen, indem er sie schockte und das Fürchten lehren wollte. Auch heute noch findet in der Traumatherapie dieser quasi umgekehrte ‚celsusische' Weg statt, wenn die Patienten therapeutisch eng begleitet einer Traumaexposition resp. Traumakonfrontation gestellt werden.

Solchen Menschenbildern entsprossen und entspriessen noch heute die psychiatrischen Therapieformen. Manchmal wurden die Patienten gehätschelt und umsorgt, manchmal eben vorschnell in Kerker geworfen und in Ketten gelegt und mittels Schlägen und Hunger gefügig gemacht. Jeder Umgang mit psychisch Kranken entspricht immer dem herrschenden Zeitgeist und der wird sich immer wandeln. So darf man auch Celsus als ein Kind seiner Zeit begreifen.

Byzanz und Islam

Vom byzantinischen Reich zu sprechen, hiesse von mehreren Jahrhunderten zu sprechen und eine klare Abgrenzung zum Islam und dem Islamischen Reich würde hier den Rahmen dieses Buches wiederum bei weitem sprengen.

So bleibt mir, eine grobe Zeiteinteilung zu erwähnen als Möglichkeit des Überblickes über die damalige Medizin und „Psychiatrie" des byzantinischen Reichs und des eindringenden Islam. Von einer eigentlichen Psychiatrie zu reden, wäre vermutlich unrichtig. Das würde die Geschichte der Psychiatrie verfälschen, da dieser Begriff erst um das 17. Jahrhundert seine heutige Bedeutung und Entsprechung fand. Da eine ‚reine' Psychiatrie darzustellen nicht möglich ist, weil sie eingebettet sein muss in den übrigen Medizinbetrieb, kann hier dieser dargestellt werden an Eckpunkten der byzantinischen Epoche. Beginnen wir mit der ersten.

Die (spätröm.)-**frühbyzantinische Zeit** umfasste grob die Zeit um ca. 395 n. Chr. bis zur Mitte des siebten Jahrhunderts (642 n. Chr.). Es umfasste die Osthälfte des damaligen römischen Reiches (Imperium Romanum) und war somit noch immer geprägt vom antiken Rom. Die Grossmacht ‚Rom' war zwar noch intakt und kontrollierte den westlichen Mittelmeerraum, aber das Reich zerfiel (395 n. Chr.) in einen westlichen und einen östlichen Flügel.

Die Ost-Nachfolger Roms, umfasst als das oströmische oder byzantinische Reich, hatten viele Gegner mit vielen Kriegsschauplätzen. Noch zu Beginn seines Bestehens umfasste das Reich Gebiete von der heutigen Türkei, über Teile Syriens und Ägyptens bis nach Griechenland, Südspanien und Teilen Nordafrikas. Auch

Italien wurde vom oströmischen Reich zurück erobert und um ca. 550 n. Chr. war das alte Imperium Romanum fast wieder hergestellt.

Zu dieser Zeit dürften noch immer die Vorstellungen der antiken römischen Ärzte eines Cato, eines Cellsus und eines Galen vorherrschend gewesen sein, in welchen die 4-Säfte-Lehre des Hippokrates und des hellenistischen Einflusses massgebend waren für das medizinische Denken, in dem auch die Seele eine, wenigstens randständige (medizinische) Rolle spielte.

Für diese frühbyzantinische Zeit ist nach heutigem Wissen noch keine institutionalisierte psychiatrische Krankenversorgung bekannt, wenn man von den Asklepion-Heilschlafeinrichtungen (Tempel) absieht, die durchaus auch für Menschen mit geistig-seelischen Krankheiten offen standen. Das Asklepion könnte man als das erste Krankenhaus (zumindest der westlichen) Welt bezeichnen, jedoch ist nicht vollständig klar, ob nicht bereits frühere Kulturen, wie etwa die Ägyptens, nicht auch solche Häuser kannten, in denen gepflegt und geheilt wurde.

Der Name ‚Klinik' leitet sich aus dem griechischen *klinikós* her, was ‚bettlägerig' hiess. Daher wurden die Kranken in den Asklepion-Heiltempeln meist auf Betten gelegt und in ihnen behandelt.

In die frühbyzantinische Zeit fiel dann auch die sog. justizianische Pest (541 n. Chr.), die vermutlich eine Peulenpest war und der mehr als ein Drittel der Bevölkerung Europas und Vorderasiens zum Opfer fiel. Allein in **Konstantinopel** – die Stadt erhielt den Namen von Kaiser Konstantin I im Jahre 330 - starb etwa ein Viertel der Stadtbevölkerung an dieser Seuche. Die Pest brach immer wieder aus, etwa im Jahre 557, im Jahre 570 und so weiter beinahe in regelmässigen Abständen bis in die Mitte des 8. Jahrhunderts.

Zu erwähnen für diese byzantinische Zeit ist noch das Jahr 530 n. Chr., während dem ein **Sergius von Reshaina** rund 30 Werke von Galenos von Pergamon ins Syrische übersetzte, die dann im 8. Jahrhundert n. Chr. weiter ins Arabische übersetzt werden. Sergius war ein Arzt und Priester und Übersetzer medizinischer Schriften. Auch hier wird wiederum die immense Bedeutung eines Galenos hervorgehoben mit seiner Überstrahlungskraft eines Mediziners, wie kein anderer sie hatte.

Diese frühbyzantinische Zeit dauerte bis zum Fall ihres geistigen und kulturellen Zentrums im ägyptischen Alexandria. Die Stadt wurde im Jahre 642 von den Arabern eingenommen und in der Folge islamisiert. Diese erste byzantinische Zeit ist geprägt von einem Zusammentragen und Sammeln vieler klassisch-antiker Medizinkonzepte, wobei man verkürzte (kompilierte) und Teile ausschnitt resp. zusammenfasste (epitomieren). Es war eine Auseinandersetzung mit den antiken Quellen (Hippokrates, Galen etc.) Ein wichtigste ‚Übersetzer' dieser medizinischen Werke war Paulos von Aigina, der jedoch auch der nachfolgenden byzantinischen Zeitepoche zugerechnet werden kann. Dieser erlebte vermutlich den Einfall der Araber in Alexandria.

Nach der Einnahme der wichtigen Stadt Alexandria durch die Araber wurde daraufhin Konstantinopel zur wichtigsten Stadt der nachfolgenden Zeit.

Die **mittelbyzantinische Zeit** umfasste die Jahre 650 bis ca 1250 n. Chr., die von Kriegen mit grösseren gebietsmässigen Veränderungen geprägt war. Gebeutelt von diesen kriegerischen Auseinandersetzungen und von verschiedenen Pestzeiten musste ein geopolitischen Machtvakuum in dieser Region entstanden sein. Die Völker dieser Gebiete waren geschwächt, die Kampfkraft der Truppen gemindert. Auf jeden Fall wurden Schlachten gegen die Perser und die Araber verloren und es scheint nicht abwegig anzunehmen, dass das Ende des byzantinischen Reiches (auch) wegen den die Bevölkerung und die Armeen stark schwächenden Pestzyklen mitverursacht, sprich eingeleitet wurde.

Diese Pestzyklen, diese immer wieder aufflammenden Pestepidemien mochten mitunter auch weitere Folgen (Konsequenzen) als nur verlorene Schlachten und Bevölkerungsrückgänge gezeigt haben: es ist durchaus möglich und denkbar, dass während dieser Pestzeiten richtige Siechencampus (Campusse, Campi) oder Siechenhäuser entstanden, Vorläufer der Krankenhäuser mit einer rudimentären medizinischer Versorgung.

Die schwerwiegende, oft tödlich verlaufende Krankheit Pest führte nämlich dazu, dass die Erkrankten von den (noch) Gesunden abgesondert wurden. Dies jedenfalls geschah nicht nur im Mittelalter, sondern viel früher. Man teilte den von Pest gezeichneten Kranken Gebiete zu, Land und Häuser, in denen sie sich aufhalten durften oder mussten. Dort wurden sie mehr schlecht als recht versorgt (Nahrung, Kleidung, Medizin). Auf dem Lande mochten so richtige Pestcampus entstanden sein, in städtischen Gebieten möglicherweise Pest- oder Siechenhäuser. Damit waren vermutlich erste Krankenhauszonen geschaffen worden und damit erste Krankenhäuser.

Dass die Pest oder andere Seuchen (Lepra) wie ein Motor für den Bau von Krankenhäusern wirkte, ist nicht so schnell von der Hand zu weisen. Allerdings begann die Geschichte des Hospitals bereits im Jahre 370 n. Chr. Das geschätzt älteste Haus für Kranke, Arme, Alte und Reisende war das durch **Basileias von Caesarea**, auch Basilius dem Grossen genannt, gebaute Krankenhaus oder Hospital. Es war eine richtige Krankenanstalt, gebaut in der Nähe von Kayseri (lat. Caesarea) im türkischen Kappadokien. Eine erste christliche Wohlfahrtseinrichtung auf heute türkischem Boden mit Spital, Heimstätte für Alte und Arme sowie einer Armenspeisung, die in der Zeit der Antike berühmt war.

Basilius war ein frühchristlicher Bischof und Kirchenlehrer, der die Idee eines Hospizes, resp. die Idee des christlichen Gebotes der Barmherzigkeit und Nächstenliebe umsetzte. Die Krankenanstalt stand für Unterkunft und Pflege. Als Hospiz funktionierte es auch als Ort der Unterkunft für Reisende (Gedanke des Hospiz) und als Krankenanstalt war es für die Pflege von Kranken und Alten gebaut. Die medizinische Versorgung mochte damals durch ausgebildete Ärzte erfolgt sein.

Dass die Pest oder Lepra zum Krankenhausbau einen Anstoss gegeben haben könnten, ist insofern nicht von der Hand zu weisen, da die **Leprosorien** eine Sonderform eines Krankenhauses darstellen. Erbbaut wurden solche bereits um ca. 580 n. Chr. Die Aussätzigen wurden ausserhalb der Stadtmauern gewiesen, um eine weitere Ansteckung der noch Gesunden möglichst auszuschliessen. Die Leprosorien wurden bald auch zu Siechenhäusern und diese wurden, je nach Region, dann Krankenhäuser genannt.

Die an den Seuchen Erkrankten erhielten das Recht zu betteln, mussten jedoch Hörner, Schellen oder Klappern auf sich tragen und sich dann mit diesen zu erkennen geben, wenn Menschen in ihre Nähe kamen.

In den Anfängen der mittelbyzantinische Zeit, im Jahr 680 n. Chr., verfasste der byzantinische Arzt **Paulos von Aigina** eine aus sieben Büchern bestehende Medizinische Sammlung, eine Art Enzyklopädie, die das damalige medizinische Wissen der westlichen Welt zusammenfasste. Diese Medizinische Sammlung blieb über 1000 Jahre lang ein Klassiker, ähnlich den medizinischen Schriften eines Galenos.

Als ärztliche Vorbilder dienten ihm die Schriften und Werke u. a. eines Hippokrates, eines Soranos wie auch eines Galenos. Seine Werkssammlung selbst unterschied folgende Gebiete der Medizin: Hygiene und Diätetik, Fieber, Krankheitsbilder, Haut- und Eingeweideerkrankungen, Toxikologie, Chirurgie inkl. Gynäkologie und Geburtshilfe und medikamentöse Therapie.

Eine eigene Abteilung über psychische Krankheiten schrieb er nicht, jedoch lässt sich zum Stichwort der Melancholie folgendes, sehr süffisantes nachlesen:

Paulos von Aegina, von I. Berendes, Erstes Buch, Kapitel 35, vom Liebesgenuss;

*‚Der **Nutzen des Liebesgenusses** besteht in Folgendem: Er schafft Erleichterung von Überfüllung, macht des Körper behänd, begünstigt das Wachstum und hebt die Männlichkeit; was den Geist betrifft, so **löst** er eine **dauerhafte Verstandesthätigkeit aus** und **besänftigt die leidenschaftliche Gemüthsbewegung**. Deshalb ist der Beischlaf für den **Melancholiker** das passendste Mittel wie kaum irgend ein anderes, auch **führt** er **die in anderer Weise Rasenden zur Vernunft** und ist in den aus dem Schleim herrührenden Krankheiten das kräftigste Mittel; ferner stellt sich bei denen, die früher die Speisen verabscheuten, der Appetit ein, andere werden vom fortwährendem Samenfluss im Träume befreit… (S. 30)‘*

Ein probates Mittel, welches in den heutigen Psychiatrischen Kliniken ‚*leider*‘ nicht mehr angewendet wird. Jedoch gab es trotzdem einmal etwas…

Das Bordell auf dem Hügel der Psychiatrischen Universitätsklinik Burghölzli – Die Stephansburg
Der Anstaltsdirektor und Ameisenforscher Auguste Forel berichtet in seinem autobiographischen Buch von einem burgartigen Bordell, welches auf dem Gelände der Klinik lag und ihm ein Dorn im Auge. **Denn:** ‚dasselbe lag natürlich dem männlichen Wartpersonal (**und vielleicht auch einigen Patienten A.d.A.**) sehr bequem und wurde von ihm denn auch fleissig benutzt. Es bestand eine derartige Korruption in der damaligen Aussengemeinde Riesbach, dass die Frau des Gemeindepräsidenten selbst ein Prostitutionshaus hielt.‘

➲ aus Auguste Forel: Forel, Büchergilde Gutenberg, Prag, Zürich, Wien

---

Im Kapitel 14 des Dritten Buches des Paulos von Aigina schreibt er:
‚Von der Melancholie, dem Wahnsinn und den Verzückten‘.

‚Die Melancholie ist eine Art Geistesstörung ohne Fieber, die meist aus schwarzgalligem Saft entsteht und den Geist (Vernunft) einnimmt, indem bald das Gehirn für sich zuerst krankhaft ergriffen wird, bald mit dem ganzen Körper eine Veränderung erleidet. Es gibt aber noch eine dritte Art Melancholie, die man die blähende, auch Hypochondrie nennt; sie besteht in einer Entzündung der um den Magen liegenden Theile und sendet bald eine Art verdorbener Luft, bald einen Theil der Säftesubstanz zum Gehirn empor. Die Anzeichen für alle sind die gleichen; bald ist es Furcht, Schwermuth oder Menschenscheu (Misanthropie). Einige glauben, sie seien unvernünftige Thiere und ahmen deren Stimme nach. Andere, sie seien irdene Gefässe und fürchten das Zerbrechen, die Einen sehnen sich nach dem Tode, andere dagegen fürchten ihn, die Einen lachen immer, die Andern weinen, die Einen glauben, sie ständen unter dem Einflüsse irgend welcher höherer Mächte und verkünden die Zukunft wie Verzückte, diese nennt man speziell auch Propheten. Spezifische Zeichen für die Melancholie durch Mitleiden des ganzen Körpers sind Magerkeit, dunkle und dichte Behaarung und schwarzgalliges Wesen entweder von Natur oder angeworben durch Kummer, Schlaflosigkeit, Genuss verdorbener Speisen, Unterdrückung der Haemorrhoiden oder der Katamenien. Auf die durch den leidenden Unterleib entstandene Melancholie deuten hin: Unverdaulichkeit, saures Aufstossen, Brennen

und Schwere darin und Aufwärtszerren des Unterleibes, zuweilen auch Entzündung, ferner die Symptome der beginnenden und zunehmenden Melancholie, die erleichtert werden durch die Verdauung, durch den Stuhlgang, durch viel Winde, durch Erbrechen oder Aufstossen. Wenn aber keins von diesen Anzeichen, oder überhaupt nur wenige auftreten, dann weisen die melancholischen Zeichen bei ihrem Erscheinen darauf hin, dass das Gehirn in erster Reihe leidet, gewöhnlich durch schwarzgalligen Saft. Wenn zuweilen eine Veränderung der ausgedörrten gelben Galle in die schwarze stattfindet, erzeugt sie den Wahnsinn, bei dem die Kranken wie wilde Thiere wüthen, so dass sie an die ihnen in aller Sorglosigkeit Begegnenden Hand anlegen.

Die Behandlung der Melancholie.

Diejenigen nun, die primär durch das Gehirn an Melancholie leiden, sind mit Dauerbädern, mit kräftiger (gutsaftiger) und feuchter Diät, gleichzeitig auch mit angemessener Aufheiterung ihres Geistes zu behandeln, ohne jegliche Arzneimittel, wenn der das Leiden verursachende Saft noch nicht durch die Länge der Zeit schwer ausscheidbar geworden ist, zuweilen sind auch kräftigere Kuren verschiedenster Art zu versuchen. Zunächst also ist eine Reinigung vorzunehmen mit Flachsseide oder Aloe, am besten hilft es und führt sanft ab, wenn sie von diesen an jedem Tage etwas nehmen. Wenn nun in angegebener Weise eine Reinigung stattgefunden hat, soll man Wermuth geben, entweder 2 Becher von der Maceration und Abkochung des Krauts, oder ½ Dr. des Saftes, stets mit Wasser verdünnt, auch schärfsten Essig kurz vor dem Schlafengehen trinken und viel Zukost darin eingetaucht, essen lassen. Besser noch ist es, dem Essig Meerzwiebel, Gamanderstrauch und Osterluzei zuzusetzen. Wenn man findet, dass, wie früher angeführt, das Leiden durch Mitleiden des ganzen Körpers entstanden ist, so ist auf jeden Fall mit einer Venaesektion (die Behandlung) einzuleiten. Nach dem Aderlass, wenn der Kranke wieder bei Kräften sich befindet, ist ein Purgativ nach unten geboten durch Springgurkenöl und das aus schwarzer Nieswurz bereitete Mittel, auch werden wir die Haemorrhoiden öffnen und die Katamenien in Gang bringen, wenn durch die Unterdrückung derselben das Leiden entstanden ist. Gute Wirkungen haben auch die Harnmittel und die Reinigungen durch den Schweiss. Wenn aber das Leiden durch Beschwerden im Unterleibe herbeigeführt ist, so muss man dies sorgfältig berücksichtigen und eine Bähung machen mit einer Abkochung von Raute und Dill, von Wermuth, Poleiminze, Keuschlammsamen und Lorbeeren, diese lindern auch die Schmerzen und treiben die Winde, wenn sie in Öl gekocht und aufgelegt werden. Diese Kataplasmen, auch die gegen die Winde, mögen ferner auch Sellerie, Dill oder Kümmel enthalten; es schadet nicht, denselben auch rundes Cyperngras, Iris und Rosmarin zuzusetzen. Lass sie lange Zeit liegen, auch bei Tage, bei Gesättigten und Nüchternen. Wenn du das Kataplasma wegnimmst, lege eine andere Bedeckung auf, nemlich glatte Wolle. Ferner wende Schröpfköpfe an, gegen Winde unblutige, gegen Schmerzen und Entzündungen blutige; die, welche die Behandlung mit Sorgfalt leiten, sollen auch den Senf nicht vergessen. Anzuwenden sind weiter die scharfen Salben und Pechpflaster auf Rücken und Magen. Bei den chronisch Leidenden ist das beste Mittel eine Reinigung durch Erbrechen mit Nieswurz. Allen Melancholikern ist eine kräftige (gutsaftige) und mässig feuchtmachende Diät zu empfehlen; zu vermeiden haben sie Ochsen- und Hirschfleisch, Linsen, Kohl und Muscheln, dicken und dunklen Wein, überhaupt was schwarze Galle erzeugt.

Die Behandlung des Wahnsinns.

Die Wahnsinnigen werden wir ähnlich behandeln wie die Melancholiker. Ganz besonders werden wir den Kopf mit Rosenöl und einer Mischung von Rosenöl mit Essig übergiessen; auch werden wir durch das Bittermittel eine Reinigung vornehmen nach vorherigem Aderlass und Blutegel an den Kopf setzen. Vorzüglich hilft ihnen die Wurzel und der Same von Fenchel, in Wasser getrunken, auch 1 Dr. Zaunrübenwurzel in Wasser täglich genommen. Wenn aber die Leidenden nicht zu bewegen sind, die Abführmittel zu nehmen, sind sie ihnen heimlich unter die Speisen, als Brod, trockene Feigen, Datteln, manchmal auch unter die Getränke zu mischen.

*Vor allem sind sie **im Bette fest zu binden**, damit sie kein Unheil an sich und ihrer Umgebung anrichten, oder sie sind auf einem Lager in einem Weidenkorbe der sich in einer gewissen Höhe befindet, aufzuhängen.'*

Auch hier wird das Zwangsmittel des Festbindens zum Zwecke der Reizabschirmung und Ruhigstellung beschrieben, um die Kranken vor sich selbst zu schützen oder ihre Mitmenschen vor ihnen, wie es auch heute noch in schwierigen Situationen in Psychiatrischen Kliniken durch das ärztlich verordnete Fixieren mittels eines 5-Punkt-Gurtes durchaus praktiziert wird. Auch das Lager in einem Weidenkorbe erinnert an eine frühe Art, tobende Kranke in eine Isolation zu bringen.

Eine Sonderform des Wahnsinnes beschreibt Paulos von Aigina in Kapitel 15 des Dritten Buches. Es handelt vom ,Alpdrücken'. In der byzantinischen Medizin war man unsicher, ob es sich hierbei um einen Dämon handle oder um eine Krankheit.

Vom Alpdrücken (Ephialtes).

*,Das Alpdrücken soll nach Einigen den Namen von einem Manne haben oder daher, dass die davon Befallenen die Vorstellung haben, als ob einer sie angreife. Themison hat im zwölften seiner Bücher es Pnigalion (Alp) genannt, vielleicht von (Ersticken). Es entsteht bei denen, die einen Rausch haben und die an dauernder Unverdaulichkeit leiden. Begleiterscheinungen des Leidens sind Schwerbeweglichkeit und Betäubung im Schlafe, das Gefühl von Erstickung und ein Druck, als ob Jemand über sie herfalle, wobei sie nicht im Stande sind, um Hilfe zu rufen, oder nur Unverständliches schreien. Einige meinen, jemand zu hören, der sie angreifen wolle oder nach dem Liebesgenuss verlange, aber mit zusammengekniffenen Fingern entfliehe. Man muss dem Übel im Anfange seine Aufmerksamkeit widmen, denn wenn der immer nachts eintretende Anfall lange Zeit andauert, so ist er der **Vorbote** einer grösseren Krankheit, der Apoplexie, **des Wahnsinns**, oder der Epilepsie, wenn die Ursache in den Kopf gedrungen sein sollte. Denn was die Epileptiker am Tage, das erleiden die Ephialtiker im nächtlichen Schlafe. Man muss also zur Ader lassen, Purgiermittel anwenden und den ganzen Körper des Leidenden reinigen. Am besten hilft ihnen schwarze Nieswurz, zumischen mag man 3 Dr. Skammonium und irgend welche Aromatika, als Anis, kretische Augenwurz, Petersilie, auch das sikyonische Mittel, es rührt von Rufus her, hilft ausgezeichnet. Die Diät soll schwach sein; zu vermeiden ist, was Blähungen verursacht, zuträglich ist ihnen Paeoniensamen, gib 5 Körner in Wasser zerrieben anhaltend zu trinken.'*

Auch heute noch wird das Alpdrücken (Night mare) als eine während des Schlafes auftretende, zu den Traumvorgängen zugerechnete, krankhafte Empfindung beschrieben. Das Phänomen des Albdruckes hört mit dem Moment des Aufwachens unmittelbar auf. Der Albdruck ist meist verbunden mit Angst, körperlicher Erhitzung (Angstschweiss), Verfolgung, Unsicherheit, Hilflosigkeit und oft mit motorischer Unruhe. In der Regel ist der Puls erhöht (Herzklopfen), was auf ein heftiges Erschrecken hindeuten mag. Oft ist der Atem betroffen, meist ist diese überhöht, manchmal stockend, ängstlich gefärbt. Manche Betroffene haben das Gefühl, auf ihnen lasten zentnerschwere Gewichte, die sie niederdrücken. Manche wollen dem Albtraum entfliehen, können sich in ihm nur beschwerlich darin fortbewegen. Manche erleben im Traum beispielsweise koboldartige Gestalten, sehen Fratzen, Geister, Ungeheuer ... allesamt üble, unangenehme Empfindungen.

Parasomnie (Albtraumstörung) heisst diese Schlafstörung resp. Schlaflähmung, die vor allem beim Einschlafen auftritt, sowie auch im Schlaf oder beim Aufwachen. Man ist nicht in der Lage sich zu bewegen und zu reagieren.

In urchigen Gegenden der Schweiz war man lange Zeit der Meinung, es handle sich um eine böse Absicht eines Dämons oder Geistes, der nachts durch das Schlüsselloch oder durch undichte Astlöcher und Schwundrisse der Wände ins Schlafzimmer eintrete, um den Schlafenden zu plagen.

Das Toggeli – Ein gefürchtetes Nachtgespenst
Noch heute ist der Glaube an das Toggeli im ganzen Alpenraum (der Schweiz) verbreitet. ‚Der Schlafende hört, wie es schleifend über den Stubenboden daherkommt und sich ihm nähert. Dann hockt es ihm plötzlich auf die Brust und drückt. Furchtbare Angst packt den Betroffenen, macht ihn wehrlos, er meint zu ersticken. Tritt das Toggeli öfters auf, zehrt das Opfer, (der Unterlieger) immer mehr ab. Kein Arzt kann helfen.

Bereits um 1600 schrieb ein Stadtschreiber: ‚Es ist etwas Thiers oder etwas geists in gstallt einer katzen, so sich also dem Menschen uff die brust legte'.

‚Viele Sagen aus dem deutschsprachigen Raum erzählen, wie auch Menschen als Toggeli auftreten können. Diese senden ihren ,,Geist" aus, um in verschiedenen Gestalten die Schläfer zu drücken. Dies machen sie nicht freiwillig, auch nicht aus Bosheit, viel eher ist es ein krankhafter Drang, der seit frühester Kindheit in ihnen liegt. Man kann sie von ihrem Schicksal erlösen, wenn sie erkannt und ein zweites Mal getauft werden. Ebenso hilfreich ist die ausdrückliche Erlaubnis, ein Tier oder sonst etwas Lebendes zu Tode zu drücken. Dieses Opfer erlöst den Drücker von seinem Fluch'.
aus Hanspeter Niederberger/Christof Hirtler: Geister, Bann und Herrgottswinkel, Bildfluss Verlag ISBN 978-3-9524501-2-3

Eine Sonderform der Melancholie beschreibt Paulos in Kap. 16, des 3. Buches:

,Kap. 16. Vom Lykaon oder Wolfsmenschen.
Die von der Lykanthropie Ergriffenen laufen bei Nacht hinaus, alle Gebärden des Wolfs nachmachend und halten sich bis zu Tagesanbruch bei den Grabdenkmälern auf. Man erkennt solche Leidende durch Folgendes: Sie sind bleich, sehen schwach, haben trockene Augen und sehr trockene Zunge, Speichel sondern sie überhaupt nicht ab, sie sind durstig und haben durch das häufige Stolpern unheilbare geschwürige Schienbeine. Dies sind die Anzeichen.

*Man muss aber einsehen, dass die Lykanthropie **eine Art Melancholie** ist, die man zur Zeit des Krankheitsanfalles behandeln wird, indem man zur Ader lässt und **Blut entzieht bis zur Ohnmacht** und den Kranken mit kräftiger Kost ernährt, dabei süsse Bäder anwendet, dann drei Tage Molken gebraucht und eine Reinigung durch das Koloquinten-Heiligmittel, selbst zwei bis dreimal. Nach der Purgation ist Viperntheriak und anderes, was bei der Melancholie angegeben ist, anzuwenden. Bei schon eingetretener Krankheit muss man durch die gewöhnlichen Begiessungen Schlaf herbeiführen und denen, die zu schlafen beginnen, **Opium in die Nase streichen.**'*

Bevor die mittelbyzantinische Zeit abgeschlossen werden kann, wäre noch auf ihre medizinischen Errungenschaften hinzuweisen. Diese Zeit war nämlich klinisch orientiert, denn nach der Phase der Kompilationen (der Übersetzungen von früheren Medizinwerken) folgte dann eine Phase, in der die **Chirurgie**, resp. die chirurgische Technik einen starken Zuwachs im Sinne einer Ausdifferenzierung an Praxis und Wissen fand. Das betraf nicht nur die Chirurgie, sondern auch die **Pulslehre** und **Uroskopie** (Harnschau nach Farbe, Geruch, Konzentration etc.).

Zu erwähnen für diese Zeit wäre **Michael Psellos**, ein Universalgelehrter, welcher um die Zeit des 11. Jahrhunderts gelebt hatte. Er verfasste Schriften zu Themen der Heilkunst, ein Kompendium der Medizin, zu den Heilkräften von Edelsteinen, sowie auch zu Arzneimitteln und über Dämonen.

In dieser mittelbyzantinischen Zeit geschah der Transfer (Übergang resp. Übernahme von fremden Gedanken- und Kulturgut) des medizinischen Wissens einerseits von den Griechen zu den Arabern und andererseits von den Griechen zu den Ländern lateinischer Prägung in die westliche Richtung.

Für die byzantinische Zeit zu erwähnen bleibt die Entwicklung des Krankenhauswesens. Über die Pest oder auch Lepra wurde bereits einiges zur Situation des Anstosses für Siechenhäuser oder Pestcampusse erwähnt. Bleiben jetzt noch einige Hinweise zu den **Xenodochien** und **Nosokomien** notwendig.

Xenodochien kannte man im Byzanz seit dem 4., 5. Jahrhundert. Es waren Fremdenherbergen, die sich im Laufe der Zeit umwandelten zu Nosokomien (griech. "nosokomeion" für Krankenhaus), also zu richtiggehenden Krankenhäuser. Waren die Xenodochien noch eine Art von Herbergen, in denen Durchreisende, Pilger, Bedürftige und Arme und ab und zu auch Schwangere aufgenommen wurden, die nicht ausschliesslich krank waren, wurden später daraus die Nosokomien, also richtige Krankenhäuser mit darin beherbergten erkrankten und behandlungsbedürftigen Menschen. Es gab in ihnen eine ausgebildete praktizierende Ärzteschaft und Pflegepersonal. Das war in erster Linie eine Leistung des Byzanz.

Als Abschluss der Darstellungen zum Byzanz sei hier noch die dritte Zeitepoche erwähnt. Die **spätbyzantinische Zeit** umfasste die Jahre um 1200 bis ca. 1450 n. Chr., wobei das ehemals oströmische Reich zu einem Stadtstaat zusammen schrumpfte und keine grosse Macht mehr im Mittelmeer ausübte. Dieser Stadtstaat hiess Konstantinopel, das heutige Istanbul und Umgebung. Damals wurde die Stadt auch Byzanz genannt.

Zum Islam:
Übergänge vom Byzanz zum Islam sind fliessend. Allerdings kann der Zeitraum zwischen 669 und 718 n. Chr. als Belagerungszeit des alten Konstantinopel durch die Araber bewiesen werden. Konstantinopel jedoch hatte während der mittelbyzantinischen Zeit noch andere Feinde: die Bulgaren, Russen und Türken. Für diese mittelbyzantinische Zeit sind die islamischen Krankenhäuser noch zu erwähnen.

Wie bei den Christen war auch bei den Muslimen die Gründung von Krankenpflegeanstalten religiös begründet. Zu erwähnen sind die islamischen Krankenhäuser **Bimaristan** und **Sifahane** für diese Zeit. Die Fürsorge für die Armen und Bedürftigen wurde hergeleitet aus der Dritten der fünf Säulen des Islam: das gesetzliche Almosen (arabisch: Zakat). Die islamischen Krankenhäuser wurden im Rahmen einer religiösen Stiftung gegründet, wobei die Statuten dieser Stiftungen festlegten, dass niemand abgewiesen werden dürfe, bis seine Gesundheit vollständig hergestellt worden war.

Menschen mit einer psychiatrischen Erkrankung wurden in ihnen allerdings oft eher isoliert, als behandelt. Jedoch war das in der westlichen Welt unter dem Christentum kaum anders. Nicht zu unterschlagen ist, dass muslimische Spitäler neben einem dämonologischen Medizinverständnis, in dem noch gute und böse Geister ihr Unwesen trieben und in denen die Besessenheit und die Verzauberung des Kranken angenommen wurde, auch bereits ein wissenschaftlich hochstehendes Medizinverständnis anzutreffen war. Die arabische Schulmedizin stand nämlich auch in der Tradition der antiken Medizin im Sinne des Hippokrates und Galen etc. mit ihrer eher rationalen und somatischen Betrachtungsweise.

Daher gab es durchaus auch Irrenhäuser, in denen Geisteskranke gut behandelt wurden und zwar mit: Musik, Tanz und Theater und für das Körperliche standen Bäder zur Verfügung und ein teils ausgeklügelter diätetischer Heilsplan. (Idee des Asklepeion) In muslimischen Spitälern, die Häuser der Barmherzigkeit genannt wurden, wurden viele Geisteskranke untergebracht. Sie wurden oft in geschlossene Abteilungen eingesperrt und somit von der Gesellschaft ausgesondert. Dort waren manche auch längere Zeit angekettet, bis sie wieder zur Vernunft und Besinnung gelangten und dann entlassen werden konnten. Vielen wurde eine Kur verordnet, um ihnen zu helfen.

Die islamischen Krankenhäuser wurden früh öffentlich geführt und entwickelten sich zu Forschungseinrichtungen. Dort unterrichtete ein grosse ärztliche Gelehrtenschaft viel Studenten.

Bimaristans übten ihre ärztliche Tätigkeit für alle Menschen aus, unabhängig von ihrer Herkunft oder Religion. Je nach der Grösse des Spitalkomplexes gab es in ihnen **Abteilungen für Geisteskrankheiten**, eine Chirurgie-Abteilung, eine Abteilung für Augenkrankheiten oder für Infektiöse.

Anfänglich waren die Krankenhäuser eng mit der Religion verbunden, dies jedoch änderte sich im Laufe der Zeit. Islamische Gelehrte entwickelten Medikamente und chirurgische Operationen auf recht hohem Niveau. Überhaupt erreichten die islamischen Krankeneinrichtungen bald ein hohes Ansehen.

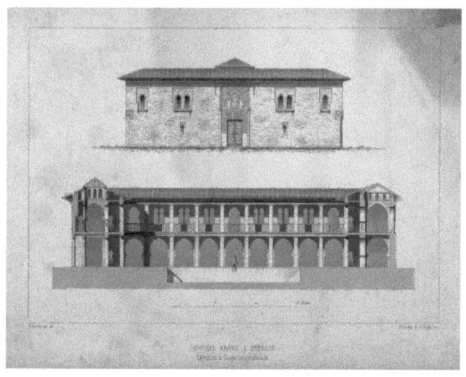

Offenbar hatten die in Südspanien einfallenden Araber (Mauren) ebenfalls ein solches Krankenhaus errichtet. Es soll in Granada (Andalusien) gebaut worden sein. Die Araber eroberten die spanische Halbinsel im Jahre 711 n. Chr. und übernahmen die Herrschaft, nachdem sie eine Festung auf Gibraltar errichtet hatten. Sie errichteten einige Jahre nach der Eroberung ein Emirat in Córdoba. Erst ab der Jahrtausendwende zerfiel das maurische Reich in Etappen, nachdem die christlichen Rückeroberungen begannen. Córdoba fiel im

Jahre 1236 wieder in christliche Hände. Die Mauren hielten ihre Macht in Granada noch bis ins Jahr 1492, wurden dann von dort vertrieben. Allerdings folgte daraufhin eine radikale Katholisierung, war bis anhin noch ein buntes Nebeneinander von religiösen Gruppen möglich, nun nicht mehr. Auch die Juden, bisher toleriert, mussten das Land verlassen.

Bild aus: wikipedia.org

Der maurische Einfluss in Spanien machte sich in einer vermehrten Gründung von psychiatrischen Einrichtungen bemerkbar, baute man solche Häuser nicht nur in Granada, sondern auch in Valencia, Saragossa, Sevilla, Valladolid und Toledo, allesamt jedoch erst ab 1375 bis ca. 1480.

Das oben abgebildete Maristan in Granada (Maristan=Krankenhaus), dessen Aussenmauern noch erhalten sind, diente auch nach der maurischen Zeit offenbar noch als Narrenhaus (Casa de los Locos; Haus der Verrückten, Wahnsinnigen). Im Islam wurde (wird) der Narr, der Verrückte von Allah wie ein Heiliger betrachtet, er hat ein besonderes Verhältnis zu ihm. Den Narren wurde Ehrfurcht entgegen gebracht. Die Menschen begegneten ihnen mit Humanität.

Blick auf Band 2

Der zweite Band beinhaltet Ausführungen zur Geschichte des Irrsinnes. Wir beginnen mit der christlichen Dämonologie. Nach christlicher Auffassung bevölkerten Dämonen den schwachen menschlichen Geist und trieben diesen zum Wahnsinn. Ein vom Wahnsinn befallener Mensch liess Dämonen in seinem Geiste zu, wenn er vom richtigen Glauben abfiel.

Dann behandeln wir die Klostermedizin (monastische Medizin), in dem wir näher eingehen auf Hildegard von Bingen. Im Weiteren beleuchten wir dann die Welt der Bader und Quacksalber des Mittelalters, erwähnen Steinschneider und Wundheiler und gelangen schliesslich zu den Narren dieses Zeitalters.

Erste, frühe Irrenhäuser resp. eigens für Irre zur Verfügung gestellte Abteilungen entstehen, in denen auch Irre eine Aufnahme fanden, etwa in Bürgerspitälern, Gefängnissen, Armenhäusern oder Leprosorien. Die Irren des Mittelalters wurden aus der Gesellschaft ausgeschlossen, in dem man sie in Dorenkisten und Narrenkäfige steckte und malträtierte.

Literatur und Quellen
Literatur und Quellen sind im Text aufgeführt.

Empfehlenswerte Literatur zum Thema
Folgende angeführte Literatur diente mir während den Jahren der Beschäftigung mit den Themen und der Verfassung des Textes immer wieder als Anregung und Orientierung:

Geschichte der Psychiatrie	Schott/Tölle	C.H.Beck
Geschichte der Psychiatrie	Edward Shorter	Rowohlts
Wahnsinn	Roy Porter	Dörlemann
Der verwaltete Wahnsinn	Dirk Blasius	Fischer
Die Entdeckung des Unbewussten	Henri F. Ellenberger	Diogenes
Geschichte, Theorie und Ethik der Medizin	Eckart	Springer